INDEX

ドレーン・カテーテル類のチェックポイント

序章 ドレーン・カテーテル管理の基本原則

1章 排液ドレーン・カテーテル

2章 その他のカテーテル

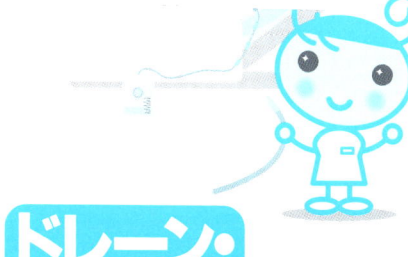

ドレーン・カテーテル管理
Nursing Note
ドレーン・カテーテル管理看護手帳

正常？異常？が
ひと目でわかる！
排液カラーカード
付き

兵庫医科大学 感染制御学 教授 竹末芳生 編著

MC メディカ出版

発刊にあたって

兵庫医科大学 感染制御学 教授　**竹末　芳生**

　多くの患者さんでドレーン・カテーテルが複数留置されており、その目的、役割を十分理解した上で管理を行う必要があります。適切な観察を行うことで、患者さんの臨床変化をいち早く察知することができ、また閉塞や自然抜去などのトラブルの回避も可能となってきます。さらにカテーテル関連性の感染予防も重要な課題です。

　観察ポイントをしっかり把握し、適切な対応を行う必要があり、本書はそのようなことを目的として刊行いたしました。ぜひお手元に1冊おいて時にはポケットに入れて、ルーチン管理のチェックを行ったり、異常があれば何が起きているのか調べていただければと思います。本書が読者の皆さんの日常の看護業務の一助になると信じています。

ドレーン・カテーテル管理 Nursing Note

ドレーン・カテーテル管理看護手帳 もくじ

発刊にあたって —— 3
編者・執筆者一覧 —— 8

ドレーン・カテーテル類のチェックポイント　9

ドレーン・カテーテル挿入時のチェックポイント一覧 —— 10
挿入部，接続部，固定のチェックポイント —— 12
ルート全体のチェックポイント —— 14
排液バッグのチェックポイント —— 15
PEG挿入部のチェックポイント —— 16
クランプの扱い —— 16

序章　ドレーン・カテーテル管理の基本原則　17

用途による分類 —— 18
おもな観察項目 —— 20
閉鎖性によるドレーンの分類 —— 22
感染予防，おもな腹腔ドレーンの挿入場所 —— 23

1章　排液ドレーン・カテーテル　25

1 — 胃・腸切除術後ドレーン　26

胃切除術後ドレーン
　正常な排液の状態，挿入位置と見逃せない変化など —— 26

結腸切除術後ドレーン
　正常な排液の状態，挿入位置と見逃せない変化など —— 28

直腸切除術・腹会陰式直腸切断後ドレーン
　正常な排液の状態，挿入位置と見逃せない変化など —— 30

胃・腸切除術後ドレーンのトラブル対応 —— 32

2 ─ 肝胆膵切除術後ドレーン ・・・・・・・・・・・・・・・・・・・・ 34

肝切除術後ドレーン
正常な排液の状態, 挿入位置と見逃せない変化など ── 34

胆嚢摘出術後ドレーン
正常な排液の状態, 挿入位置と見逃せない変化など ── 36

膵頭十二指腸切除術後ドレーン
正常な排液の状態, 挿入位置と見逃せない変化など ── 38

肝胆膵切除術後ドレーンのトラブル対応 ── 41

3 ─ 胸腔ドレーン(気胸・胸水治療,肺切除後) ・・・・・・・・ 44

正常な排液・排気の状態 ── 44
適応, 抜去の目安 ── 45
挿入位置と見逃せない変化など ── 46
チューブの種類 ── 48
低圧持続吸引器のしくみ ── 49
低圧持続吸引器のチェックポイント ── 50
チューブ接続と固定 ── 52
クランプは禁忌! ── 53
皮下気腫, 閉塞への対応 ── 54
感染予防, 患者指導 ── 55
観察ポイント ── 56
トラブル対応 ── 58

4 ─ 食道切除術後ドレーン ・・・・・・・・・・・・・・・・・・・・・・ 60

正常な排液の状態, 固定図, 抜去の目安 ── 60
挿入位置と見逃せない変化など ── 61
トラブル対応 ── 62

5 ─ 乳がん手術後・乳腺炎ドレーン ・・・・・・・・・・・・・・・ 64

正常な排液の状態 ── 64
挿入位置と見逃せない変化など ── 65

6 — 胆道系ドレナージカテーテル ……… 66

正常な排液の状態 —— 66

ENBD
挿入位置と見逃せない変化, 起こりやすいトラブルなど —— 67

ERBD
挿入位置と見逃せない変化, 起こりやすいトラブルなど —— 68

EST, EPBD, ERCP　処置中の注意点 —— 69

PTBD, RTBD
挿入位置と見逃せない変化, 起こりやすいトラブルなど —— 70

PTGBD, T·Cチューブ
挿入位置と見逃せない変化, 起こりやすいトラブルなど —— 71

7 — 尿道バルンカテーテル ……… 72

正常な排液の状態, 固定図 —— 72
挿入位置と見逃せない変化など —— 73
カテーテルの種類 —— 74
管理のポイント —— 74
トラブル対応 —— 75

8 — 腎(外)瘻カテーテル ……… 76

正常な排液の状態, 管理のポイント —— 76
挿入位置と見逃せない変化など —— 77
トラブル対応 —— 78
カテーテルの種類 —— 80
カテーテル交換, 患者指導 —— 81

9 — 髄液ドレナージカテーテル ……… 82

正常な排液の状態 —— 82
挿入位置と見逃せない変化など —— 83
固定方法と圧管理, クランプの適切な使用 —— 84
トラブル対応 —— 85

2章 その他のカテーテル　　89

1 ― 血管留置カテーテル ‥‥‥‥‥‥‥‥‥‥‥‥‥‥‥‥‥ 90

末梢静脈カテーテル
使用カテーテル, 挿入位置, 固定方法 ―― 91
合併症予防など ―― 92

中心静脈カテーテル
挿入経路, 挿入方法 ―― 93
おもな挿入経路の利点・欠点 ―― 94
穿刺方法, カテーテル内腔の数など ―― 95
挿入時の合併症 ―― 96
維持期間中の管理 ―― 97
抜去時の注意事項 ―― 100
長期留置用カテーテル ―― 100

中心・末梢静脈カテーテル〜衛生管理のガイドライン ―― 102

2 ― 胃瘻・腸瘻 ‥‥‥‥‥‥‥‥‥‥‥‥‥‥‥‥‥‥‥‥‥ 104

挿入位置と見逃せない変化など ―― 105
造設法, 適応, 抜去の目安, 交換の頻度 ―― 106
カテーテルの種類 ―― 107

管理のポイント
①術前管理 ―― 108
②術後急性期管理 ―― 108
③安定期管理 ―― 109

3 ― 気管カニューレ ‥‥‥‥‥‥‥‥‥‥‥‥‥‥‥‥‥‥‥ 112

挿入目的, 挿入期間と抜去の目安など ―― 113
挿入位置など ―― 114
カニューレの使い分け, カニューレ交換の目安 ―― 115
トラブル対応 ―― 116

4 ― 硬膜外カテーテル ‥‥‥‥‥‥‥‥‥‥‥‥‥‥‥‥‥ 122

固定図 ―― 122
挿入位置と見逃せない変化など ―― 123
トラブル対応 ―― 124

編者・執筆者一覧（敬称略）

■**編集** 兵庫医科大学 感染制御学 教授 竹末芳生
■**執筆**（執筆順）

序章）ドレーン・カテーテル管理の基本原則
兵庫医科大学 感染制御学 教授 竹末芳生

1章）排液ドレーン・カテーテル

1. 胃・腸切除術後ドレーン
   三重大学大学院医学系研究科 生命医科学専攻 病態修復医学講座
   先端的外科技術開発学 助教 小林美奈子

2. 肝胆膵切除術後ドレーン
   横浜掖済会病院 消化器病センター長 副院長 渡會伸治

3. 胸腔ドレーン（気胸・胸水治療・肺切除術後）
   兵庫医科大学 呼吸器外科 准教授 田中文啓

4. 食道切除術後ドレーン
   川崎医科大学 消化器外科 教授 平井敏弘

5. 乳がん手術後・乳腺炎ドレーン
   日本医科大学千葉北総病院 外科 講師 堀場光二
   同 教授 古川清憲

6. 胆道系ドレナージカテーテル
   市立豊中病院 外科 医長 清水潤三

7. 尿道バルンカテーテル
   兵庫医科大学 泌尿器科 教授 山本新吾

8. 腎（外）瘻カテーテル
   岡山大学大学院医歯薬学総合研究科 泌尿器病態学 医員 和田耕一郎
   あらき腎泌尿器科クリニック 門田晃一

9. 髄液ドレナージカテーテル
   北里大学医学部 脳神経外科 講師 山田勝

2章）その他のカテーテル

1. 血管留置カテーテル
   医療法人 川崎病院 外科総括部長 井上善文

2. 胃瘻・腸瘻
   藤田保健衛生大学医学部 外科・緩和医療学講座 助教 児玉佳之
   同 教授 東口髙志、 同 准教授 伊藤彰博
   同 助教 定本哲郎、村井美代
   藤田保健衛生大学医学部 外科・緩和医療学講座 兼 藤田保健衛生大学七栗サナトリウム 医療技術部薬剤課 二村昭彦、柴田賢三

3. 気管カニューレ
   岐阜大学医学部附属病院 救急・災害医学 医員 竹田啓
   同 教授 小倉真治

4. 硬膜外カテーテル
   広島大学大学院 医歯薬総合研究科 麻酔蘇生学 助教 安田季道

ドレーン・カテーテル類のチェックポイント

ドレーン・カテーテル挿入時のチェックポイント一覧

ルート全体

- [ ] ねじれ，屈曲，圧迫はないか？
- [ ] 閉塞はないか？
  - ・閉塞の場合→(体腔ドレーン)排液減少
    (胸腔ドレーン)呼吸性変動の消失
    ＊その他発熱など
- [ ] ルートの整理はされているか？
  （混同しないように札をつける）
- [ ] チューブのたわみはないか？

接続部，クランプ部

- [ ] クランプの開放忘れはないか？
  （胸腔ドレーンではクランプ禁止）
- [ ] 接続部のはずれはないか？

感染を防ぐために

- [ ] チューブ，接続部に触れる場合
  →流水と石けんで手洗い，手袋
  着用など標準予防策を遵守
- [ ] カテーテルを挿入する場合
  →滅菌処理，手袋着用
- [ ] 中心静脈カテーテル類を
  挿入する場合（無菌操作）
  →帽子，マスク，ガウン，
  滅菌手袋・ドレープ着用
  （マキシマルプリコーション）

排液の状態

- [ ] 量の増減は？
- [ ] 色の変化は？
  （出血，混濁など）
- [ ] 性状は？
- [ ] においは？

水封部（胸腔ドレーン）

- [ ] 空気漏れ減少は
  ないか？

ドレーン・カテーテル類のチェックポイント

患者の状態

- [ ] 自己抜去のおそれはないか？

挿入部

- [ ] 抜去，埋没はないか？
- [ ] 皮膚トラブルはないか？
- [ ] 皮下気腫はないか？
   （胸腔ドレーン）

固定の状況

- [ ] 固定は正しくされているか？
   （挿入部＋もう1箇所）
- [ ] ずれていないか？
- [ ] テープのはがれはないか？

排液バッグ

- [ ] 挿入部より低い位置にあるか？
   （逆行性感染予防のため，
   重力によるスムーズな排液のため）
- [ ] バッグは床についていないか？
   （胸腔ドレーンは床についてもO.K.）

挿入部，接続部，固定のチェックポイント

- □ 抜去，埋没はないか？ □ 皮下気腫はないか？
- □ 皮膚トラブルはないか？

チューブ固定のポイント

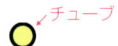

① テープと皮膚，テープとカテーテルの接地面積を広くする
② カテーテルが皮膚と離れないようにする（引っかかりによる抜去の防止）

マーキング

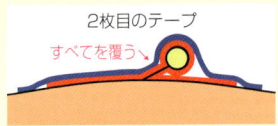

- 挿入部は観察できるよう透明ドレッシングで固定
- 皮下気腫など，異常の範囲もマーキングしておくと状態の変化がわかりやすい
- テープの角を丸くすると，はがれにくくなる
- ずれの有無がすぐわかるように皮膚とチューブに油性マジックでマーキングする

ドレーン・カテーテル類のチェックポイント

- □ 固定は正しくされているか？
- □ ずれていないか？
- □ テープははがれていないか？
- □ 接続部のはずれはないか？

確実な接続には結紮用工具（タイガン™）を使用

逆流の可能性が高い場合，逆流防止弁を使用

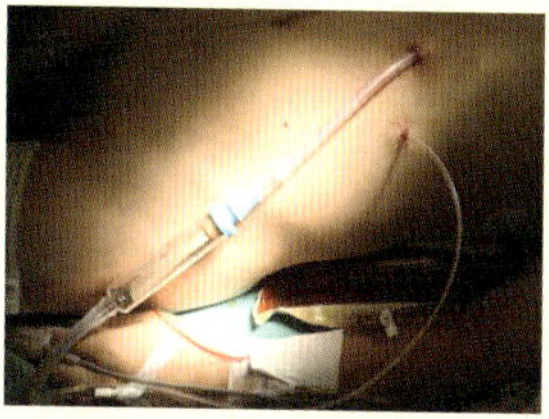

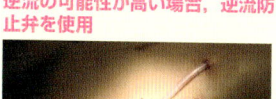

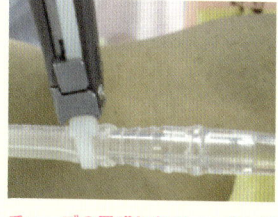

チューブの目盛りをチェックして抜去を予防

体内にわずか2cm，抜けかけている！

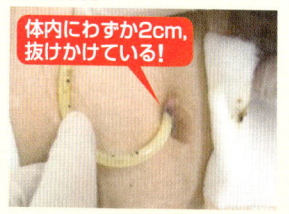

ペンローズなどによる開放ドレーンは，特に抜去，脱落に要注意

抜去，脱落に注意！

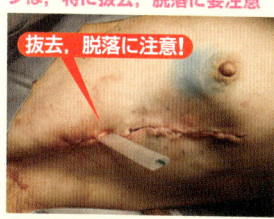

その他，浸出液の漏れやドレッシング，縫合固定糸による挿入部のトラブルも要注意

ドレッシングによるかぶれ！

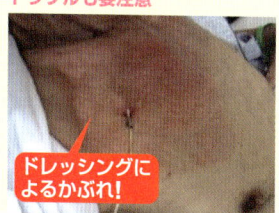

縫合固定糸の感染！

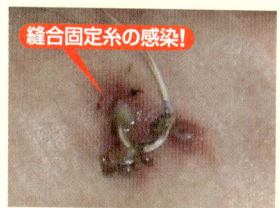

ルート全体のチェックポイント

- [ ] ねじれ・屈曲・圧迫はないか？
- [ ] ルートの整理はされているか？
- [ ] 閉塞はないか？（排液減少，呼吸性変動の消失）
- [ ] チューブのたわみはないか？

一度折れるとくせになる

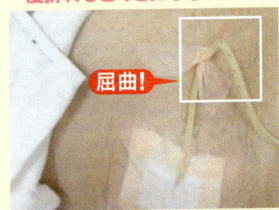

屈曲！

体位変換時に要注意！

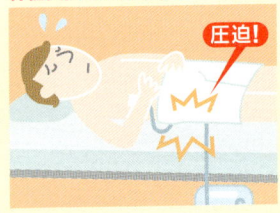

圧迫！

多量の白い沈着物により詰まりかけている

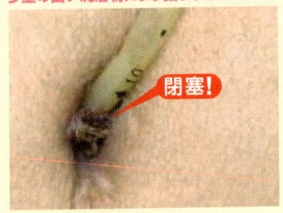

閉塞！

ルートの混同がないよう，札をつける

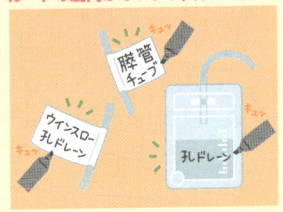

たわむと逆流の危険性あり

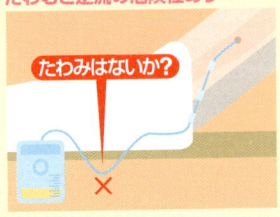

たわみはないか？

排液バッグのチェックポイント

- [ ] 挿入部より低い位置にあるか？
- [ ] バッグは床についてないか？

排液バッグは挿入部より下に

床につかない!

胸腔ドレーンの排液バッグ

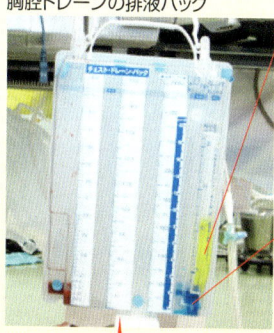

吸引圧制御部（この製品では水が黄色に変化）

水封部（この製品では蒸留水を満たすと水が青色に変化）

胸腔ドレーンの排液バッグは床についてもO.K.

ドレーン・カテーテル類のチェックポイント

PEG挿入部のチェックポイント

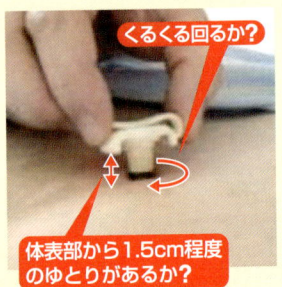
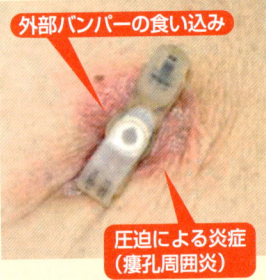

座位になるとさらにバンパーが食い込む。シャント長の長いPEGカテーテルに交換

クランプの扱い

●胸腔ドレーンの場合
クランプテスト時以外，クランプは禁忌

●髄液ドレナージの場合
移動時以外はクランプ開放，移動終了後は忘れずにクランプを開放

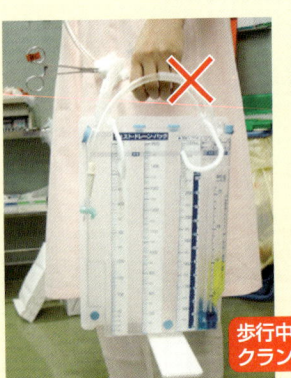
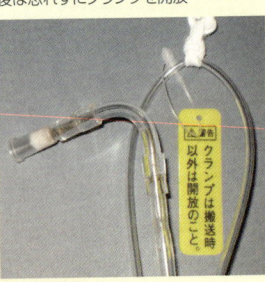

序章……**ドレーン・カテーテル管理の基本原則**

ドレーン・カテーテル管理の基本原則

用途による分類

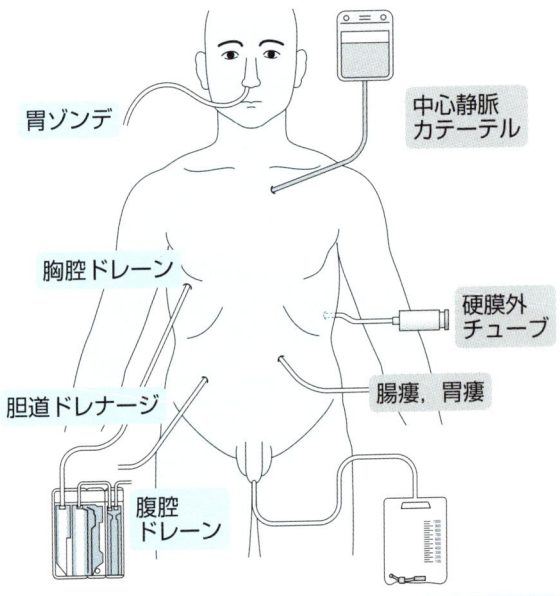

ドレーン・カテーテル管理の基本原則〜用途による分類

〈排液が目的のもの〉
- **術中に挿入されるドレーン**
    - 〜腹腔ドレーン，胸腔ドレーン，皮下ドレーン
    - **情報ドレーン**
        - ・術後出血や胆汁漏などの情報を得るために使用
    - **予防的ドレーン**
        - ・腸管吻合例における縫合不全発症時のために使用
        - ・肺手術におけるエアーリーク時に使用
    - **治療的ドレーン**
        - ・穿孔性腹膜炎などに使用
- **穿刺留置カテーテル・ドレーン**
    - ・超音波やCTガイド下に穿刺挿入する経皮的膿瘍ドレーン，胆嚢ドレーン
    - ・気胸に対する胸腔ドレーン
- **正常の流れがブロックされている場合，ドレナージによる減圧や正常の流れを回復させる目的で留置するもの**
    - ・閉塞性黄疸時の胆管ドレナージカテーテル
    - ・尿管閉塞時の腎外瘻カテーテル
    - ・水頭症に対する脳室ドレナージカテーテル
- **意識障害や術後などで自力での排出が困難な場合に留置するもの**
    - ・尿道留置カテーテル
    - ・喀痰吸引のための気管切開チューブ

〈点滴・注入が目的のもの〉
- **血管留置カテーテル（末梢，中心静脈）**
- **除痛目的の硬膜外カテーテル**
- **経管栄養目的の腸瘻や胃瘻**
    - ・経皮的内視鏡的胃瘻造設：PEGなど

ドレーン・カテーテル管理の基本原則～おもな観察項目

●胃ゾンデやイレウス管
～鼻から挿入することよる留意点に注意！！
- 圧迫による鼻翼の損傷や色調の変化に注意
- 固定の位置の工夫
    * とくに長期留置が必要なときには黒くネクローシスに陥ることもある

●腹腔ドレーン
- 排液の量は？
- 排液の性状は？
    - 膿性？ 混濁？
    - 腸液？（切除臓器の排出物排出）
    - 血性？ 淡血性？ 淡々血性？
    - 漿液性？
* 膵液漏などでは皮膚発赤，皮膚潰瘍などのスキントラブルの観察を行い，皮膚保護材の使用を検討
- においは？（便臭，甘酸っぱいにおい）

●腸瘻や胃瘻
- 注入時の抵抗
- 挿入局所の発赤，圧痛，膿の付着の有無
- 肉芽形成の有無
* 多くの場合，固定法を工夫するだけでとくに処置は不要

●胆道カテーテル
- 排液が薄い黄色→緑色調に変化
    → 胆道感染を疑う
- 排液減少の場合
    → 総ビリルビン値，胆道系酵素の上昇の有無を確認

ドレーン・カテーテル管理の基本原則〜おもな観察項目

●中心静脈カテーテル
□ 挿入部の皮膚の状態と圧痛の有無は？
* 眼による観察＋触診を行う
* 挿入部周囲の皮膚の観察を行うために透明なドレッシングで被覆
* 中心静脈カテーテル感染症は挿入部に炎症所見がまったくない場合のほうがむしろ多いことも知っておく必要がある

●尿道カテーテル
□ 混濁はないか？
* これだけで尿路感染は疑わないが，排液の性状変化の観察は重要

●胸腔ドレーン
□ 血性？ 淡血性？ 淡々血性？
□ 白濁した乳び排出？
（原因：術中胸管損傷による）
□ 漿液性？
□ 食道手術後に排液量が異常に多い？
→胸管損傷を疑う
* 経管栄養中止で多くは軽快するが，手術が必要となることも稀ではない
□ エア漏れの観察も必要
□ クランプ，圧管理に注意
* 漏れの程度が強いときはオーバーフローして陰圧がかからないこともある

チェック!

●ドレーン排液が減少している場合
□ 感染がコントロールされ，ドレナージが不要となったのか？
or
□ ドレナージが不良なのか？
→抗菌薬不応性の発熱，
　白血球増多，反応性蛋白（CRP）高値が続く場合はドレナージ不良を考える
* 胆道カテーテルでは総ビリルビン値，胆道系酵素の上昇はないか？ を確認する
→閉塞・ねじれはないか？
* ドレーン排液が原因となって詰まっている場合，抜去または入れ替え

ドレーン・カテーテル管理の基本原則～閉鎖性によるドレーンの分類

＊SSI対策としては
閉鎖式が感染率低率となるが詰まりやすい→早期抜去が前提

- 閉鎖式
  - **吸引（サクション）タイプ**
    能動的に陰圧をかけるJ-VAC*など

    留置カテーテルも細く、排液バッグは
    携帯可能で早期離床にすぐれる

    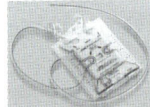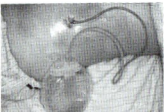

  - **自然落下タイプ**
    受動的にドレナージ
    プリーツドレーンなどチューブ型
    （落差が生じるようドレーンの配置に注意）

- 開放式 **ペンローズタイプ**

  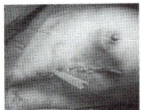

- 半閉鎖式 **サンプドレーン**

  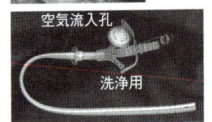
  空気流入孔
  洗浄用

断面図

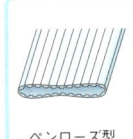 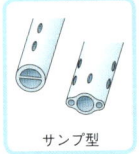 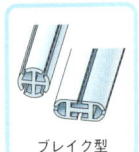

ペンローズ型	デューブル型 / プリーツ型チューブ型	サンプ型	ブレイク型
やわらかく，負担少ない	洗浄しやすく，入れ替え容易	排液の多いときや血性の高い排液に	溝型構造のため吸引圧分散．J-VAC*に使用

ドレーン・カテーテル管理の基本原則〜感染予防など

チェック！

● **感染予防のためのDo&Do Not**

Do! 適応を考慮し，<u>不必要な使用は避ける</u>

Do! 使用する場合にも<u>短期間で抜去</u>

Do! <u>閉鎖式</u>を用い，

Do! <u>処置時には手指衛生</u>など標準予防策を遵守

　＊標準予防策とは……処置前の手洗い，排液バッグ交換時などの不潔操作を避けること

● **おもな腹腔ドレーンの挿入場所**

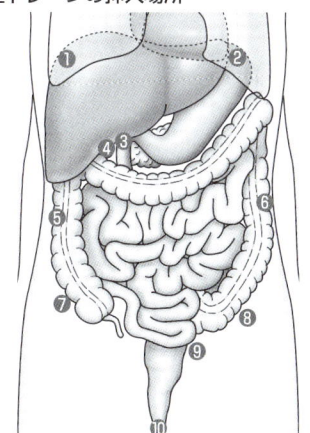

①右横隔膜下　②左横隔膜下　③ウインスロー孔
④モリソン窩　⑤右傍結腸溝　⑥左傍結腸溝　⑦右腸骨窩
⑧左腸骨窩　⑨骨盤腔　⑩ダグラス窩

MEMO

*本書1〜2章では，トラブルや見逃せない変化が発生した際の緊急度の目安を以下のように示しています．

緊急度 A 即，医師に報告し，バイタルサインをチェックする．
緊急度 B 医師に報告，指示を受ける．ドレーンの状況を確認し，経過を観察する．

1章　排液ドレーン・カテーテル

1. 胃・腸切除術後ドレーン
2. 肝胆膵切除術後ドレーン
3. 胸腔ドレーン(気胸・胸水治療，肺切除術後)
4. 食道切除術後ドレーン
5. 乳がん手術後・乳腺炎ドレーン
6. 胆道系ドレナージカテーテル
7. 尿道バルンカテーテル
8. 腎(外)瘻カテーテル
9. 髄液ドレナージカテーテル

1 — 胃・腸切除術後ドレーン ①胃切除術後

ポイント!

切除臓器 ▶ **胃**　　影響を受ける臓器 ▶ **胆道, 膵臓, 脾臓**

濃黄色 → 胆汁漏？　**緊急度 B**

混濁や膿性, 壊死組織の混入 → 縫合不全？ 膵液漏？　**緊急度 A**

赤ワイン色・粘稠の排液 → 膵液漏？　**緊急度 A**

＊ドレーン周囲の皮膚の発赤・びらん→膵液漏により起こる
　　　　　　　　　　　　　　→周囲皮膚に皮膚被膜剤や皮膚保護剤を塗布

正常な排液の状態

色　淡血性→漿液性（術直後は血性, その後漿液性に変化）

におい　無臭　**量**　200mL／日以下

固定図

ウインスロー孔

左横隔膜下

- ドレーン挿入部は観察できるよう透明ドレッシングでしっかり固定する
- その他の部位もドレーンがずれないようしっかり固定する

胃切除術後ドレーン〜挿入位置など

ウィンスロー孔ドレーン

①挿入目的
術後出血,縫合不全,
胆汁漏,膵液漏のチェック
②挿入位置
肝十二指腸間膜の背側
③見逃せない排液の変化
□濃黄色
→胆汁漏?
→十二指腸断端の
縫合不全?

胃全摘後

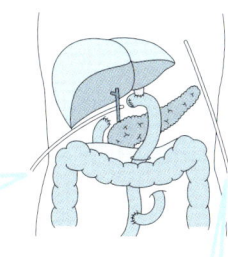

幽門側胃切除術後

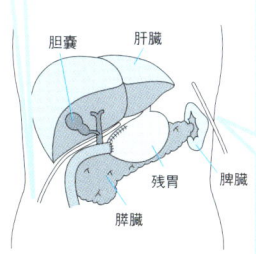

左横隔膜下ドレーン

①挿入目的
術後出血,縫合不全,
膵液漏のチェック
②挿入位置
脾臓と横隔膜の間
③見逃せない排液の変化
□膿性,混濁
→胃十二指腸吻合の
縫合不全?
□赤ワイン色,粘稠性
→膵液漏に注意!

チェック!

- ウィンスロー孔と左横隔膜下の違いは?
  * ウィンスロー孔は胆道に近い(胆汁漏の観察)
  * 左横隔膜下は膵臓に近い(膵液漏の観察)
- 使用ドレーンはプリーツドレーン,もしくはブレイク型ドレーン

1 ― 胃・腸切除術後ドレーン ②結腸切除術後

ポイント!

切除臓器 ▶ 結腸（内容物・便汁）

血性，混濁，膿汁 → 術後出血，縫合不全？ 緊急度 A
便汁，便臭 → 縫合不全？ 緊急度 A

＊急激な排液量の増減など一般的な排液変化の注意とともに，切除臓器の内容物(便汁)による排液やにおいの変化に要注意！！

正常な排液の状態

色 淡血性→漿液性　**量** 200mL／日以下
におい 無臭

固定図

- ダグラス窩
- 右傍結腸溝
- 左傍結腸溝

結腸切除術後ドレーン〜挿入位置など

右傍結腸溝ドレーン
① **挿入目的**
術後出血，縫合不全のチェック，血液，リンパ液など，浸出液の排液
② **挿入位置**
右側の結腸外側
③ **見逃せない排液の変化**
□便汁，膿汁　□血性排液
→縫合不全？

結腸右半切除

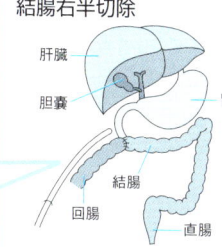

*回盲部切除術に挿入もあり

結腸左半切除

左傍結腸溝ドレーン
① **挿入目的**　③ **見逃せない変化**
右傍結腸溝ドレーンに同じ
② **挿入位置**
左側の結腸外側

*S状結腸切除術に挿入もあり

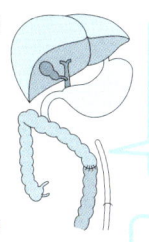

ダグラス窩ドレーン
① **挿入目的**　③ **見逃せない変化**
右傍結腸溝ドレーンに同じ
② **挿入位置**
腹腔の最下部で直腸と子宮の間
（男性では直腸と膀胱の間）

S状結腸切除

*結腸左半切術に挿入もあり

チェック！
- 腫瘍の位置によって術式（切除位置）が変わり吻合部近くにドレーンが挿入される
- 挿入目的と見逃せない変化は基本的に同様
- 使用ドレーンはプリーツドレーン，ブレイク型ドレーン

1章-1　胃・腸切除術後ドレーン

1 — 胃・腸切除術後ドレーン ③直腸切除術 腹会陰式直腸切断術後

ポイント!

切除臓器 ▶ **直腸**（内容物・便汁）

影響を受ける臓器 ▶ **膀胱，子宮，前立腺**

血性，混濁，膿汁，悪臭 → 術後出血，縫合不全？ 緊急度 **A**

便汁，便臭 → 縫合不全？ 緊急度 **A**

＊排液量の急激な増減など一般的な排液変化の注意とともに，切除臓器の内容物（便汁）による排液や変化に要注意！！

正常な排液の状態

色 淡血性 → 漿液性　　**量** 200mL／日以下

におい 無臭

固定図

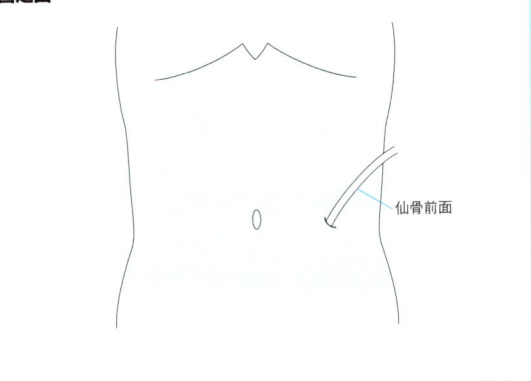

仙骨前面

直腸切除術・腹会陰式直腸切断術後～挿入位置など

前方切除術

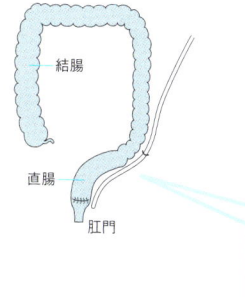

仙骨前面ドレーン

① **挿入目的**
　術後出血，縫合不全のチェック，血液，リンパ液の浸出液の排液
② **挿入位置**
　仙骨の前面の吻合部付近
③ **見逃せない変化**
　□ 便汁，膿汁の排液
　　→縫合不全？

腹会陰式直腸切断術

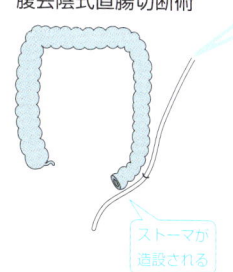

ストーマが造設される

チェック！

- ●**腫瘍の位置によって**
  肛門を残す前方切除術か？
  ストーマが必要となる腹会陰式直腸切断術か？ が選択される
- ●**挿入目的と見逃せない変化は基本的に同様**
- ●**使用ドレーンはプリーツドレーン，ブレイク型ドレーン**

胃・腸切除術後ドレーン〜トラブル対応など

共通観察項目

☐ 急激な排液量の増減はないか？　　☐ 血性，混濁，悪臭はないか？

- 増加 → 縫合不全，感染？
- 減少 → ドレナージ不良？
- あり → 術後出血・縫合不全？ **緊急度 A**

漿液性→濃黄色に変化！

胃切除術後：ウインスロー孔

- 胆汁漏？ **緊急度 A**
- 十二指腸断端の縫合不全？ **緊急度 B**

混濁や膿性，壊死組織の混入！

胃切除術後：左横隔膜下

- 縫合不全？ **緊急度 A**
- 膵液漏？ **緊急度 A**

赤ワイン色の排液！

胃切除術後：左横隔膜下

- 膵液漏？ **緊急度 A** ─ 膵液が動脈断端を消化している可能性あり
　　　　　　　　　　　　膵液による挿入部の皮膚炎に注意

胃・腸切除術後ドレーン〜トラブル対応など

便汁，便臭！

結腸切除術・直腸切除術後

縫合不全？ 緊急度 A ← 切除臓器の内容物（便）の漏出は縫合不全を疑う

挿入期間と抜去の目安
〈通常〉手術翌日もしくは翌々日に抜去

〈縫合不全など合併症が発生〉保存的に治療する場合，治療的ドレーンとして使用される．

挿入目的
a. 術後出血，縫合不全などの早期発見
   （胃切除の場合，胆汁漏，膵液漏の早期発見が加わる）
b. 腹腔内に貯留する血液やリンパ液など，感染の温床となる浸出液の排出

管理のポイント
・近年ルーチンでドレーンを挿入することが少なくなっているため，ドレーンが挿入されている場合には，その目的（予防的ドレーン，情報ドレーン，治療的ドレーン）を把握し，目的にあった観察が必要である．

排液異常以外の起こりやすいトラブルとその対処
・ドレーンの固定不良→腹腔内に引き込まれないよう再固定
・ドレーン周囲の皮膚の発赤・びらん→周囲皮膚に皮膚被膜剤や皮膚保護剤を塗布する．（膵液漏時に注意！！）

2 ― 肝胆膵切除術後ドレーン ①肝切除術後

ポイント！

切除臓器 ▶ **肝臓**　影響を受ける臓器 ▶ **胆道**

濃黄色 → 胆汁漏？　**緊急度 B**

* 胆汁量が多く＋腹痛→胆汁性腹膜炎？→再手術考慮

血性排液 → 術後出血？　**緊急度 A**（術後8h以内に注意！）

* 胆汁や膵液の漏出に対する管理が特徴（肝胆膵手術に共通する）
* 量が100mL／時以上の場合→再手術考慮
* 肝硬変患者：後出血を契機に容易に肝不全に移行→再手術考慮

正常な排液の状態

色 淡血性→漿液性　　**量** 300mL／日以下
　　　　　　　　　　　　　　　* 肝硬変患者では異常に多い場合あり
におい 無臭

固定図

ウインスロー孔

右横隔膜下ドレーン．
肝切離面ドレーンも
右側腹部より挿入

* 最近では，胆道再建の無い肝切除ではドレーンは不要であるとする論文が欧米諸国の研究者から報告されている[1]が，本邦では留置している施設が多い．ただし，術中に大きなトラブルがなく，出血量が少なく，胆汁漏の危険もないと予想される場合は，ドレーンを留置しない場合もある．

肝切除後ドレーン～挿入位置など

肝切除術後

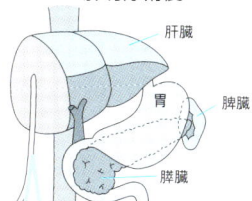

右横隔膜下ドレーン
①挿入目的
　肝切離面ドレーンと同じ
②挿入位置
　右横隔膜下
③見逃せない変化
　肝切離面ドレーンと同じ

肝切離面ドレーン
①挿入目的
　術後出血,（縫合不全),
　胆汁漏,のチェック
②挿入位置
　肝切離面
③見逃せない変化
　□濃黄色な（胆汁様)排液
　　→胆汁漏
　　＊腹痛ありなら
　　　胆汁性腹膜炎？
　　→再手術考慮
　□排液が血性で
　　100mL／時以上
　　→再手術考慮

ウインスロー孔ドレーン
①挿入目的
　肝切離面ドレーンと同じ
②挿入位置
　ウインスロー孔
③見逃せない変化
　肝切離面ドレーンと同じ

チェック！
- 胆道再建があるかどうか？→胆汁漏の危険性の有無が異なる
- 使用ドレーンはチューブドレーン
　＊胆汁漏の場合はそのままあるいはドレーンを入れ替えて治療に移行できる
- 横隔膜下に留置するドレーンは呼吸性に容易に逆流するため, 陰圧（15cmH₂O程度）持続吸引を行う場合が多い

2 — 肝胆膵切除術後ドレーン ②胆嚢摘出術後

ポイント！

切除臓器 ▶ 胆嚢　影響を受ける臓器 ▶ 胆道

濃黄色 → 胆汁漏　**緊急度 B**

* 胆汁量が多く＋腹痛→胆汁性腹膜炎？→再手術考慮

血性排液 → 術後出血？　**緊急度 A**

* 血性排液量が100mL／時以上の場合→再手術考慮
* 近年は留置しない施設が増え，留置の適応は施設により異なる
* 術後出血，胆汁漏，腸管損傷のおそれあり→必ず留置

正常な排液の状態

色 淡血性→漿液性　　**量** 100mL／日以下

におい 無臭

固定図

ウインスロー孔

● インフォメーションドレーンであれば
　→ポート留置部からペンローズを留置

● 胆汁漏の可能性があり，洗浄などを行う可能性が高い場合
　→チューブドレーンを挿入

胆嚢摘出術後ドレーン〜挿入位置など

ウインスロー孔ドレーン
①挿入目的
　術後出血,
　胆汁漏のチェック
②挿入位置
　ウインスロー孔
③見逃せない変化
　□血性排液
　□濃黄色な(胆汁様)排液

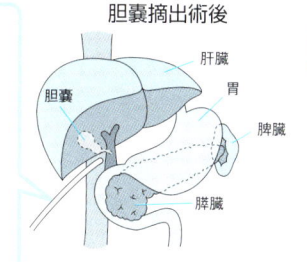

胆嚢摘出後

肝臓
胆嚢
胃
脾臓
膵臓

2 肝胆膵切除術後ドレーン

チェック!

●消化器外科のなかで最も一般的な手術
  * 近年はほとんど腹腔鏡下手術が選択. 低侵襲のため早期退院が可能
  * 出血がないこと, 汚染の恐れがないこと, 胆道系の損傷がないことがほぼ確認された場合は, ドレーンを挿入・留置しない場合も多々ある
●出血, 胆汁漏がなければ翌日に抜去して可

2 — 肝胆膵切除術後ドレーン ③膵頭十二指腸切除術後

ポイント!

切除臓器 ▶ 膵臓，胆道，十二指腸，胃
周囲の血管 ▶ 門脈，上腸間膜動脈，腹腔動脈，総肝動脈
再建箇所 ▶ 膵消化管吻合，胆管空腸吻合，胃or十二指腸吻合

* **消化器外科のなかで最も危険な手術.** 手術も長時間におよぶ．

血性排液（術後24時間の出血）→ 術後出血？ 緊急度 A

白濁　赤ワイン色　膿性, 粘稠性
甘酸っぱいにおい　皮膚の発赤，びらん →膵液漏れ？ 緊急度 A

正常な排液の状態

色 淡血性→漿液性　　量 300mL／日以下

におい 無臭

アミラーゼ値 術後3日目で5000U/mL以下

固定図
● ウインスロー孔ドレーン→右側腹部から挿入
● 膵空腸吻合部→右あるいは左傍正中部から挿入

- ウインスロー孔ドレーン
- 膵空腸吻合部ドレーン

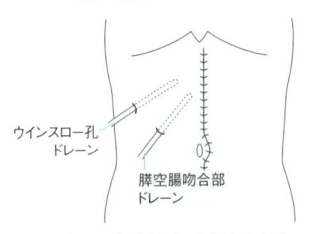

* 多くの施設で正中の開腹創を用いる場合もある
* 感染予防の面では，創部からドレーンを挿入することはデメリットとなるが，膵空腸吻合部縫合不全が発生した場合，吻合部は正中の開腹創直下に位置する場合が多く治療的には対処しやすいため

膵頭十二指腸切除術後ドレーン～挿入位置など

ウインスロー孔ドレーン（胆管空腸吻合部）

①挿入目的
術後出血，
縫合不全（胆管空腸吻合部），
胆汁漏，膵液漏のチェック

②挿入位置
ウインスロー孔（胆管空腸吻合部）

③見逃せない変化
□術後24時間の出血はないか？
→術後出血？
→開腹手術の適応

□白濁
（膵液によって周囲組織が加水分解を起こして鹸化）
□赤ワイン色
（自己融解を起こし毛細血管から出血）
□膿性，粘稠性
□甘酸っぱいにおい
（膵液特有のにおい）
□ドレーン挿入部皮膚の発赤，びらん
→膵液漏？

□仮性動脈瘤出血の予兆出血

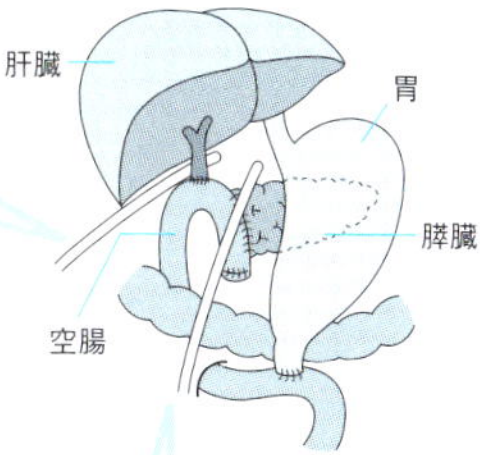

膵空腸吻合部ドレーン

①挿入目的
術後出血，縫合不全，
胆汁漏，膵液漏のチェック

②挿入位置
膵空腸吻合部

③見逃せない変化
ウインスロー孔に同じ

● 術直後から低圧で持続吸引をかける

膵頭十二指腸切除術後ドレーン〜適応と留置期間

使用ドレーンの変化

＊従来，ウインスロー孔にはチューブ型，膵空腸吻合部にはペンローズ型を使用．

→閉鎖式ドレーンを基本とすることが多くなったため，膵空腸吻合部でもチューブドレーン（特にJ-VAC＊ドレーンのような簡易型で運動性のよいドレーンが好まれて用いられている）．

挿入期間と抜去の目安

出血がなく，排液の性状が無色透明（漿液性）で，排液量も少なく，排液中のアミラーゼ値が少ない場合，早めに（4日程度で）抜去する．

MEMO

● ドレーン挿入の適応と留置期間

米国Slon-Kettering Cancer CenterのConlonら[2]は180例の膵切除症例のRandomized Control Trialで，ドレーン留置群と非留置群に差を認めなかったため必要ないと主張している．

しかし，本邦ではほとんどの施設で膵切除後にドレーンは留置され，ドレナージ量やアミラーゼ値を考慮して術後4〜5日を目途に速やかに抜去すべきと思われる．ドレーンの留置期間に関して，Kawaiら[3]はPD後のドレーン留置期間の4日目抜去と8日目抜去のprospective studyを行った結果，4日目抜去群のほうが，膵液漏発症率，腹腔内感染発症率とも有意に低値であった．術後早期のドレーン抜去が術後腹腔内感染を予防すると考えられる．したがって，特に異常が無ければ4〜5日間で抜去する施設が増えている．

肝胆膵切除後ドレーン～トラブル対応など

共通観察項目

急激な排液量の増減はないか？　　　血性，混濁，悪臭はないか？

増加	減少	あり

胆汁漏，膵液漏？　ドレナージ不良？　術後出血・縫合不全？

緊急度 A

排液が漿液性→濃黄色に変化！

肝臓・胆嚢切除術後

胆汁漏？

胆汁量多く，腹痛あるか？

あり	なし

胆汁性腹膜炎　　　　CTで腹腔内貯留，ドレナージ状況確認

緊急度 A　　　　　　　　　　　　　　　　**緊急度 B**

術後24時間以内の出血！

膵臓切除術後

＜腹部所見＞

時間の経過とともに
- 腹部膨満の増強はないか？
- ドレーンからの出血量増加はないか？
- 頻脈，血圧低下，尿量減少などのバイタルサインの変化はないか？

異常あり → 直ちに担当医に報告

緊急の開腹手術の適応

緊急度 A

〈原因〉
術中の止血操作が不十分

後出血の可能性
→ほぼ48時間以内，特に8時間以内が多い

血性排液が減少しても…
→ドレーン腔閉塞の可能性あり！バイタル注意＋内腔のミルキング

肝胆膵切除術後ドレーン〜トラブル対応など

縫合不全，膵液漏！

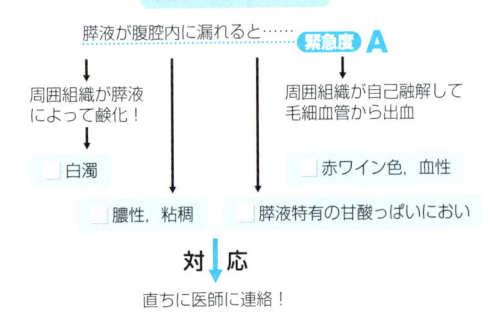

膵液が腹腔内に漏れると……　緊急度 **A**

- 周囲組織が膵液によって鹸化！
  - □ 白濁
  - □ 膿性，粘稠
- 周囲組織が自己融解して毛細血管から出血
  - □ 赤ワイン色，血性
  - □ 膵液特有の甘酸っぱいにおい

対応

直ちに医師に連絡！

1

医師の処置
- CTで腹腔内貯留液や膿瘍の有無，ドレナージが効いているかどうかを確認

2

医師の処置
- 必要があればドレーン造影から，ドレーン位置の修正や入れ替えなどを行って，洗浄が可能な状態にする

ナースの介助
ドレーンの逸脱や屈曲に注意して固定をしっかりと行う

肝胆膵切除術後ドレーン〜トラブル対応など

ドレーン挿入部の皮膚のびらん，発赤！

びらん，発赤発生 ― 膵液漏が起こると高頻度で発生

（原因）
膵液に含まれる消化酵素が原因

↓

皮膚保護材による被覆
蛋白分解酵素阻害剤入りの軟膏の塗布

仮性動脈瘤からの出血！

ドレーンより少量の出血，
「予兆出血」はないか？

（原因）
膵液漏や縫合不全から進展する
最も重篤な合併症

↓

仮性動脈瘤？

↓

1
医師の処置

● モニタ管理＋緊急体制を整えておく

循環・呼吸管理を行いつつ
血管造影下による止血術が第一選択

3 — 胸腔ドレーン（気胸・胸水治療,肺切除術後）

ポイント!

* 肺切除後に術中挿入，もしくは気胸，膿胸，血胸，癌性胸水の治療のためベッドサイドで挿入
* ドレーンクランプは禁忌
  → 歩行・検査時に吸引を止めても水封部があるので大丈夫！
* 呼吸性変動（チューブ内水封部の液面変動）を確認
  → 消失したらドレーン閉塞の可能性を疑う！
* 排液・排液状態の急激な変化に注意！
  → 排液（排気）が消失したら閉塞を疑う！

- 血性排液 → 胸腔内出血？ 緊急度 A
- 混濁 → 膿胸？ 乳び胸？ 緊急度 A
- 大量の空気漏れ → 肺瘻？ 気管支断端瘻？ 緊急度 A
- 皮下気腫の拡大 → 肺瘻？ 気管支断端瘻？ 緊急度 A
- 空気漏れ・排液の急激な消失 → 血腫による閉塞？ 緊急度 A

* 低圧持続吸引器の取扱注意 → 排液逆流を防ぐ（感染予防）
  〜低圧持続吸引器を倒さない，刺入部より高く持ち上げない，貯留排液は排液ボトルに排液する

正常な排液・排気の状態

- 色 血性〜淡血性 → 漿液性
- 量 100mL／時以下
- におい 無臭   空気漏れ なし（あるいは減少）

胸腔ドレーン～適応，抜去の目安

●ドレーン挿入の目的は？
a. 胸腔内に貯留する気体や液体の排出や治療
b. 胸腔内からの排液の量や性状と空気漏れ（エアーリーク：air leak）のモニタリング

●ドレーン挿入の適応
a. **胸腔内の気体貯留（気胸）**
    - 中程度以上（軽度でも症状が強い場合は適応）
b. **胸腔内液体貯留**
    - 血液（血胸）・膿（膿胸）や乳び（乳び胸）では原則として全例に留置
    - 浸出液（悪性胸水など）では症例により留置．漏出液では通常は留置の適応なし
c. **開胸手術あるいは胸腔鏡下手術**
    - 原則として全例に留置

●挿入期間の抜去の目安，抜去時の注意点
〈肺切除術後〉
①空気漏れの消失，②排液が漿液性または淡血性，③排液量100～200mL／日以下を満たしたら抜管（通常術後2～5日目）
→上記を満たしたら半日～一日ドレーンをクランプして変化がないことの確認（クランプテスト）を行うと確実

〈肺全摘除術後〉
空気漏れなく排液が漿液性，淡血性なら抜管（通常術後1～3日目）

〈ドレーン抜去時の注意〉
＊抜去時は，空気が胸腔内に流れ込む（外気胸）ことを防ぐため，患者さんに息こらえをしてもらう
＊抜去後はレントゲン撮影を行い，肺の再虚脱などがないかを確認

胸腔ドレーン〜挿入位置など

肺切除術後（肺全摘除術後以外）

（直線型）胸腔ドレーン

① **挿入目的**
　おもに排気
② **挿入位置**
　肺尖部に向け留置
③ **見逃せない変化**
　□空気漏れ
　□出血・混濁の有無（排液観察）

気管

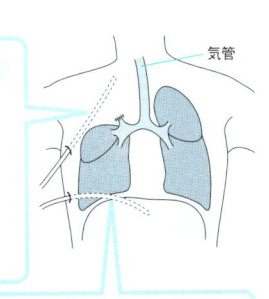

（直角型）胸腔ドレーン

① **挿入目的**
　おもに排液の観察
② **挿入位置**
　背部（横隔膜面）に向け留置
③ **見逃せない変化**
　□出血・混濁の有無（排液観察）
　＊このドレーンは留置しないことも多い

肺切除術後（肺全摘除術）

胸腔ドレーン

① **挿入目的**
　おもに排液の観察
　（残存肺なし
　　→排気の必要なし）
② **挿入位置**
　胸腔内に留置
③ **見逃せない変化**
　□出血・混濁の有無（排液観察）
　＊水封と低圧吸引の併用は禁忌！

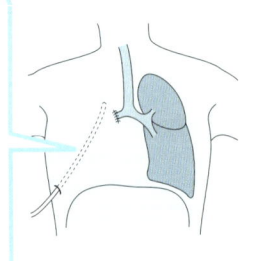

胸腔ドレーン～挿入位置など

ベッドサイドでの挿入例（おもに気胸の治療）

内套芯付きチューブ（トロッカーカテーテル）

①挿入目的
　おもに排気（肺の再膨張）
②挿入位置
　肺尖部に向け留置
③見逃せない変化
　□空気漏れ
　□出血・混濁の有無（排液観察）

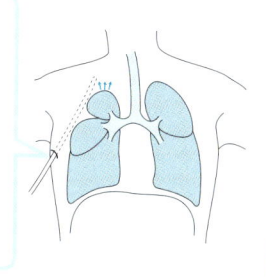

ベッドサイドでの挿入例
（おもに胸腔内液体貯留：癌性胸水，膿胸，血胸などの治療）

内套芯付きチューブ（トロッカーカテーテル）

胸膜癒着術を予定する場合は
ダブルルーメンチューブ
①挿入目的
　おもに排液（肺の再膨張）
②挿入位置
　背部に向け留置
③見逃せない変化
　□出血・混濁の有無（排液観察）
　□排液量の観察

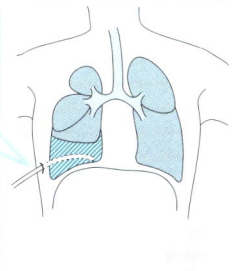

タイガン™による接続部の固定

低圧持続吸引器に接続

胸腔ドレーン〜チューブの種類

●手術時……胸腔ドレナージ用チューブ（チェストチューブ）

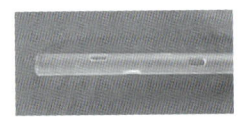

- ●直線型（まっすぐ）
- ●直角型（先端部が曲がった）

＊開胸術後は原則として全例留置．

排気用と排液用の２本のドレーンが留置されるが，最近では１本（直線型のみ）で両者を兼ねることも多い．

- ●おもに排気用-->直線型のチューブを肺尖部に向け留置
- ●おもに排液用-->直角型のチューブを肺底部（横隔膜面）に向け留置

●ベッドサイド…内套芯付きチューブ（トロッカーカテーテル）

ベッドサイドでは手術時と異なりチューブの胸腔内への確実な直接挿入が困難→挿入を容易にする金属の内套芯付きチューブを通常使用．

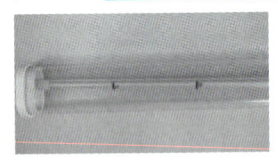

- ●シングルルーメン
  内腔が単一（排出用のみ）
- ●ダブルルーメン
  排出用以外に細い注入用側管の付いたもの

胸腔内の気体（気胸）や液体貯留時（癌性胸膜炎／血胸／膿胸／乳び胸）などに挿入．

- ●単なる排出のみ-->シングルルーメンチューブ
- ●排出以外に胸膜癒着術などの目的で薬剤注入も行う
  -->ダブルルーメンチューブ

胸腔ドレーン～低圧持続吸引器のしくみ

● **低圧持続吸引器とは？**

　胸腔ドレナージではドレーンを"低圧持続吸引器"と呼ばれる特殊な吸引装置に接続する．

　①排液槽（排液をためる）＋②水封部＋③吸引圧制御部により構成

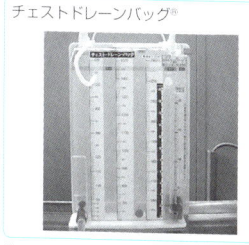

チェストドレーンバッグ®

メラサキューム®

排液槽＋水封部＋吸引圧制御部が一体になったディスポーザブル製品

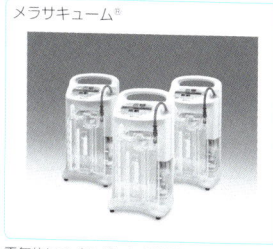

電気的につくりだした低陰圧による吸引装置
〈写真提供〉泉工医科工業（株）

● **低圧持続吸引器のしくみ**

（"水封部"と"吸引圧制御部"が必要な理由）

1) **肺膨張を図るための胸腔内の陰圧保持→水封部が必要**
    ・体外から胸腔内へ吸い込み防止
    ・胸腔内から排出される気体（"空気漏れ"）のモニタリングにも必要

2) **強い陰圧で吸引すると肺が損傷→吸引圧制御部が必要**
    ・肺損傷防止のための低圧吸引が必要

胸腔ドレーン〜低圧持続吸引器のチェックポイント

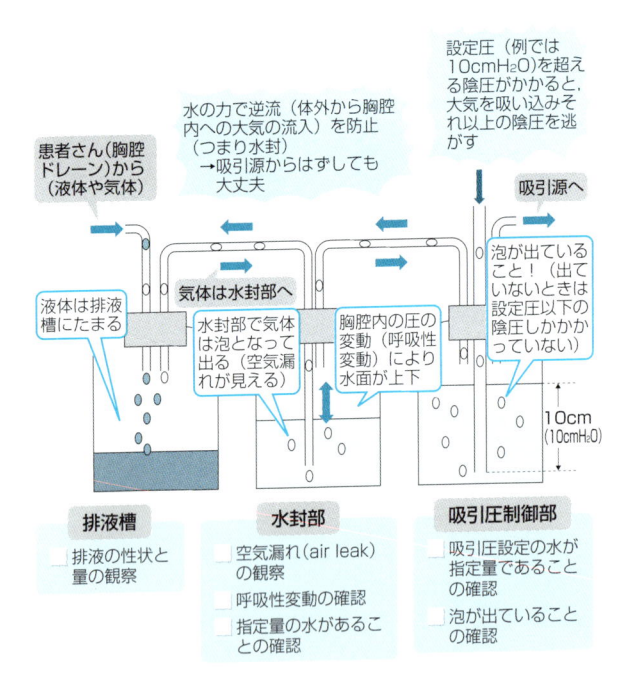

患者さん(胸腔ドレーン)から(液体や気体)

水の力で逆流(体外から胸腔内への大気の流入)を防止(つまり水封)
→吸引源からはずしても大丈夫

設定圧(例では10cmH$_2$O)を超える陰圧がかかると、大気を吸い込みそれ以上の陰圧を逃がす

吸引源へ

液体は排液槽にたまる

気体は水封部へ

水封部で気体は泡となって出る(空気漏れが見える)

胸腔内の圧の変動(呼吸性変動)により水面が上下

泡が出ていること!(出ていないときは設定圧以下の陰圧しかかかっていない)

10cm (10cmH$_2$O)

排液槽
- 排液の性状と量の観察

水封部
- 空気漏れ(air leak)の観察
- 呼吸性変動の確認
- 指定量の水があることの確認

吸引圧制御部
- 吸引圧設定の水が指定量であることの確認
- 泡が出ていることの確認

胸腔ドレーン～低圧持続吸引器のチェックポイント

●低圧持続吸引器のチェックポイント

p.15参照

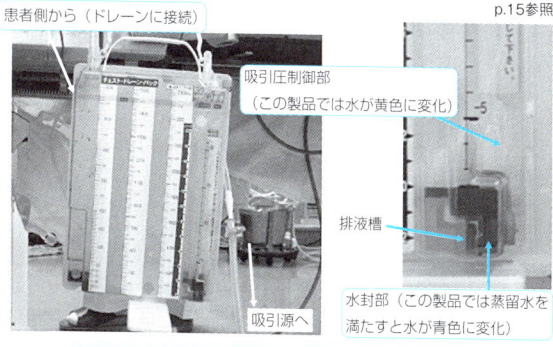

患者側から（ドレーンに接続）

吸引圧制御部（この製品では水が黄色に変化）

排液槽

水封部（この製品では蒸留水を満たすと水が青色に変化）

吸引源へ

● 「水封のみ」の指示のときは吸引源に接続しない！！

*特に気腫肺などでは，低圧でも吸引圧によって肺が損傷することがあるので，最近では吸引せずに胸腔内の自然な陰圧で肺膨張を期待することも多い．

●肺全摘出後は
・水封を行わずに吸引
or
・水封のみ

理由 肺全摘術後には通常の低圧持続吸引を行うと，術側の肺が残っていないために対側の肺がどんどん膨張して縦隔が術側に過剰に偏位する

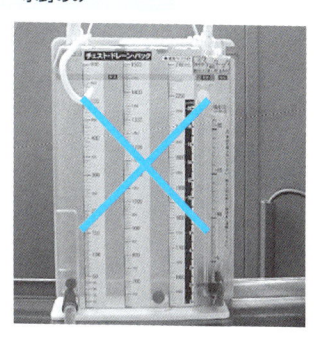

*肺全摘術後には残存肺の再膨張を図る必要はないので，ドレーンは排液（気）目的というより，排液の異常（出血や乳び胸など）のモニタリング目的で留置

胸腔ドレーン〜チューブ接続と固定

●チューブ接続について
* ドレーンチューブと低圧持続吸引器との接続は確実にすること
  → 接続が緩んだりはずれると外気胸になる.
* 低圧持続吸引器と吸引源の接続ははずれても可(水封部があるので外気胸にならない).

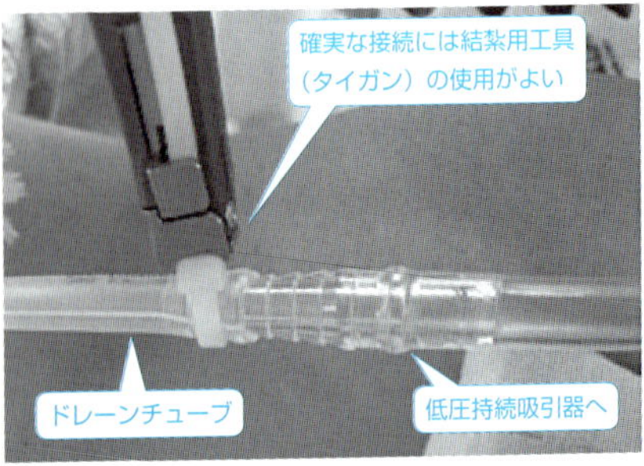

> 確実な接続には結紮用工具(タイガン)の使用がよい
> ドレーンチューブ
> 低圧持続吸引器へ

●チューブ固定のチェックポイント

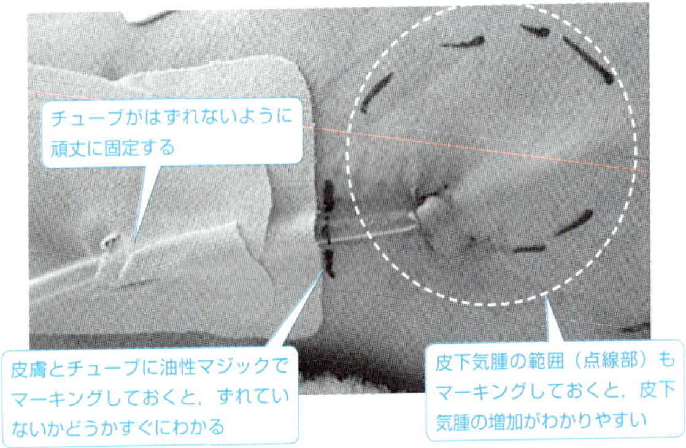

> チューブがはずれないように頑丈に固定する
> 皮膚とチューブに油性マジックでマーキングしておくと,ずれていないかどうかすぐにわかる
> 皮下気腫の範囲(点線部)もマーキングしておくと,皮下気腫の増加がわかりやすい

胸腔ドレーン〜クランプは禁忌！

●クランプは禁忌！！

＊ドレーンクランプはクランプテスト（ドレーン抜去の可否を判定するためにドレナージされていない状態を試すこと）のとき以外，行ってはいけない．

理由１）水封部があるので，吸引源から離しても，外気胸（外から空気を吸い込む）は起こらない．

　→クランプの必要なし．

理由２）空気漏れや大量の排液がある場合に，これらがドレナージされずに患者の体内にたまる．

　→クランプは非常に危険．緊急性気胸を起こすと時に致命的になる．

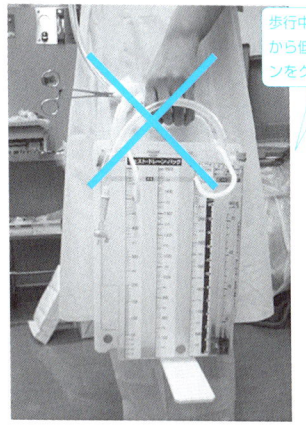

> 歩行中や病室外での検査中など，吸引源から低圧持続吸引器を離す場合にドレーンをクランプすることは禁忌！

＊歩行中や病室外での検査中も持続吸引したい場合は，電気式のポータブル吸引器に低圧持続吸引器をつなぐとよい

胸腔ドレーン～皮下気腫，閉塞への対応

皮下気腫

緊急手術の適応→皮下気腫の拡大には要注意！！

●肺などから漏れた空気が適切に体外に排出されないと…
- →◎胸腔内に貯留（気胸）
  - →肺膨張不全発生＝医学的に問題だが患者さんは苦痛を感じないことがある．
- →◎皮下に貯留（皮下気腫）
  - →目に見える皮下気腫．患者さんに苦痛を与える．

＊大量の皮下気腫が頸部にいたると→呼吸ができなくなることあり．
＊肺手術後のように，胸腔内に癒着が生じて肺が虚脱しづらくなった場合に，逃げる場所のない空気が皮下に漏れて生じることが多い．

ドレーンの閉塞

●ドレーン閉塞→ドレナージ不全
⇒致死的合併症（緊張性気胸など）をもたらす

●ドレーン閉塞の原因
1）ドレーンチューブの屈曲や誤ったクランプ
2）ドレーンチューブ内での凝血塊などによる閉塞

●ドレーン閉塞の早期発見
1）呼吸性変動の確認
   （ドレーンチューブ内液体や"水封部"の液面変動）
2）ドレーンチューブ屈曲やクランプがないことの確認

胸腔ドレーン〜感染予防，患者指導

感染予防
● とにかく排液が逆流しないように！！
1）低圧持続吸引器を倒さない
　→排液貯留ボトルから排液がドレーン内に逆流したり，水封部に隙間を生じて不潔な空気が逆流するのを予防．
2）ドレーン内に貯留した排液はトラップされないので
　→速やかに排液ボトルに排液する．
　胸腔内に逆流の可能性あり．空気の流れが妨げられる．
3）低圧持続吸引器を刺入部より高く持ち上げない
　（移動時などに注意！）

患者指導のポイント
● 低圧持続吸引器やドレーンの持ち方
・歩行時の際にドレーンがひっぱられて抜けないよう，ドレーンおよび低圧持続吸引器の持ち方を指導する．
・胸腔ドレーンを持ち上げないように指導する．
● 疼痛管理
・刺入部の疼痛などがあればがまんせず，報告するように指導する．
● 拘縮予防
・拘縮予防のため，可能な範囲で刺入側の股関節や上肢を動かすよう指導する．

胸腔ドレーン〜観察ポイント

観察対象とチェックリスト

目標	患者	ドレーンチューブ	排液槽	低圧持続吸引器 水封部	吸引圧制御部	吸引器
適切なドレナージがされているか	□ 皮下気腫の出現や増加がないか？ □ 酸素飽和度低下や血圧低下などバイタルサインに異常はないか？	□ 接続は確実か？ □ チューブ固定（縫合やマーキングなど）は確実か？ □ クランプは原則禁止（歩行時などを除く）	□ 急激な排液の増減はないか？（急激な減少も注意）	□ 指定の蒸留水を充満したか？	□ 指定の吸引圧か？	□ 水封のみの指示の際は吸引源につながない
			刺激を誘発術後のときは水封と陰圧吸引を同時にすることとは禁忌			
				□ 急激な空気漏れ減少や消失がないか？ □ 呼吸性変動があるか？	□ 圧設定の水が減少していないか？ □ 水泡が出ているか？	□ 吸引圧がかかっているか？
適切なドレナージがされているか	□ 皮下気腫の出現や増加がないか？ □ 酸素飽和度低下や血圧低下などバイタルサインに異常はないか？	□ ドレーンが抜けていないか？ □ 接続がはずれていないか？ドレーン屈曲などによる閉塞はないか？				
		ドレーンクランプは原則禁止（歩行時なども）	(水泡のみ) 指示の際は吸引源につながない			
早期に腔内での病態変化の発見	□ 皮下気腫の出現や増加はないか？ □ 酸素飽和度低下や血圧低下などバイタルサインに異常はないか？	□ ドレーン内排液の性状に変化がないか？	□ 排液量の増加がないか？	□ 水泡の出現や増加（空気漏れの観察）	□ 水泡が出ているか？	

胸腔ドレーン〜観察の流れ

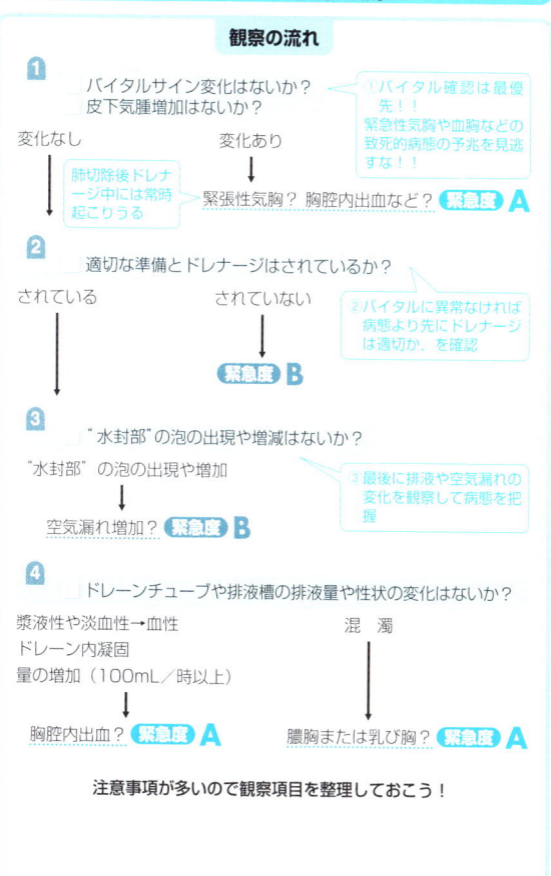

観察の流れ

1 バイタルサイン変化はないか？
皮下気腫増加はないか？

> 1.バイタル確認は最優先！！
> 緊急性気胸や血胸などの致死的病態の予兆を見逃すな！！

- 変化なし
- 変化あり → 緊張性気胸？胸腔内出血など？ **緊急度 A**

（肺切除後ドレナージ中には常時起こりうる）

2 適切な準備とドレナージはされているか？

- されている
- されていない → **緊急度 B**

> 2.バイタルに異常なければ病態より先にドレナージは適切か、を確認

3 "水封部"の泡の出現や増減はないか？

"水封部"の泡の出現や増加
↓
空気漏れ増加？ **緊急度 B**

> 3.最後に排液や空気漏れの変化を観察して病態を把握

4 ドレーンチューブや排液槽の排液量や性状の変化はないか？

- 漿液性や淡血性→血性
  ドレーン内凝固
  量の増加（100mL／時以上）
  ↓
  胸腔内出血？ **緊急度 A**

- 混濁
  ↓
  膿胸または乳び胸？ **緊急度 A**

注意事項が多いので観察項目を整理しておこう！

1章 3 胸腔ドレーン（気胸・胸水治療、肺切除術後）

胸腔ドレーン〜トラブル対応

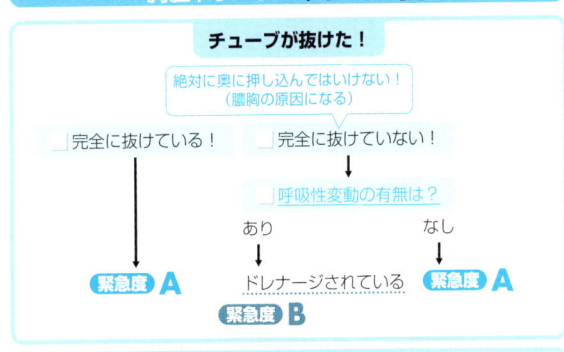

チューブが抜けた！

絶対に奥に押し込んではいけない！
（膿胸の原因になる）

- 完全に抜けている！ → 緊急度 A
- 完全に抜けていない！ → 呼吸性変動の有無は？
  - あり → ドレナージされている　緊急度 B
  - なし → 緊急度 A

ドレナージチューブ接続がはずれた！

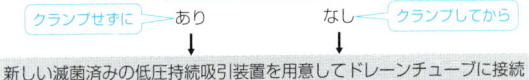

空気漏れの有無は？
- あり（クランプせずに）
- なし（クランプしてから）

↓

新しい滅菌済みの低圧持続吸引装置を用意してドレーンチューブに接続

すぐに吸引せずにまずは水封して医師に確認
（すぐに吸引開始→急激な肺の再膨張により再膨張性肺水腫の危険性あり）

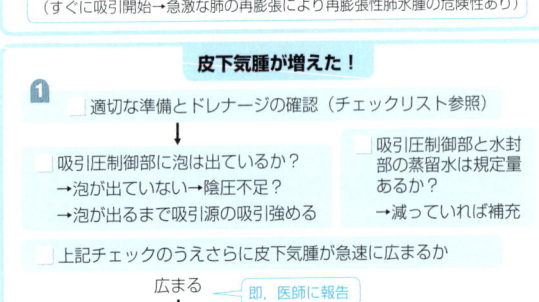

皮下気腫が増えた！

1. 適切な準備とドレナージの確認（チェックリスト参照）

- 吸引圧制御部に泡は出ているか？
  - →泡が出ていない→陰圧不足？
  - →泡が出るまで吸引源の吸引強める
- 吸引圧制御部と水封部の蒸留水は規定量あるか？
  - →減っていれば補充

上記チェックのうえさらに皮下気腫が急速に広まるか

広まる → 即，医師に報告

肺縫合部や気管支縫合部の損傷（肺瘻や気管支断端瘻）？　緊急度 A

胸腔ドレーン～トラブル対応

空気漏れが出現または増加，あるいは急激な消失！

所見	原因	緊急度
大量の空気漏れ（連続性）	大きな肺瘻？ 排液と同様の喀痰あれば気管支断端瘻？	A
少～中等量の空気漏れ（吸気時のみ）	肺瘻孔？	B
急激な空気漏れの消失	血腫による閉塞，あるいは中葉茎捻転？	A

出血など排液の量や性状変化！

所見	原因	緊急度
漿液性や淡血性から血性に あるいは排液増加（100mL／時以上）	胸腔内出血？	A
排液の混濁（術後食事開始後，数時間後から）	乳び胸？	A
排液の混濁（異臭がしたり発熱を伴う，または空気漏れあり）	膿胸？	A
排液の急激な減少	血腫による閉塞？	A

3 胸腔ドレーン（気胸・胸水治療・肺切除術後）

4 ― 食道切除術後ドレーン

ポイント!

切除臓器 ▶ **食道**（内容物・唾液）

影響を受ける臓器 ▶ **リンパ節**を含む広範囲な切除を行う

混濁，悪臭（唾液混入） → 縫合不全？ **緊急度 A**

混濁（乳白色） → 乳び胸？ **緊急度 A**

血性 → 術後出血？ **緊急度 A**

＊胸腔ドレーンの適切な管理が必要（気胸などに注意！！）

正常な排液の状態

色 淡血性→漿液性　　**量** 頸部）数mL／日

におい 無臭　　　　　　　　胸腔）100～200mL／日

　　　　　　　　　　　　　　腹部）50～100mL／日

固定図

● 挿入期間と抜去の目安

頸部：7病日の術後透視後抜去
胸部：3病日に抜去
腹部：2病日に抜去

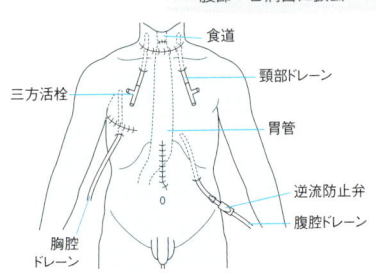

図中ラベル：食道／頸部ドレーン／三方活栓／胃管／逆流防止弁／腹腔ドレーン／胸腔ドレーン

食道切除術後ドレーン〜挿入位置など

右開胸開腹下食道亜全摘術,頸部郭清後のドレーン

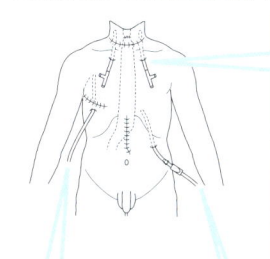

頸部ドレーン
①挿入目的
- 術後出血,縫合不全のチェック・治療
- 浸出液の排出
（吻合部周囲の組織癒合促進）

②挿入位置
頸部

③見逃せない変化
- □血性排液
- □混濁・悪臭はないか？
  →縫合不全?
  （唾液混入の場合あり）
*頸部での食道・再建臓器吻合例では全例に留置

胸腔ドレーン
①挿入目的
- 術後出血,縫合不全,リンパ漏のチェック
- 浸出液の排出
- 脱気

②挿入位置
胸腔

③見逃せない変化
- □混濁（乳白色）
  →乳び胸?
  （胸管損傷による乳白色・混濁液）
- ●その他頸部ドレーンに同じ
*開胸術全例に挿入

腹腔ドレーン
（左横隔膜下ドレーン）
①挿入目的
- 術後出血のチェック・治療
- 浸出液の排出

②挿入位置
左横隔膜下

③見逃せない変化
- ●頸部ドレーンに同じ
*挿入する施設が多いが,吻合がない場合,挿入しないこともある

チェック!

*胸腔ドレーンの管理についてはp.44〜を参照のこと
*使用ドレーンはブレイク型ドレーン,チューブ型ドレーン
*血性排液：Ht10％以上,淡血性：Ht5％,淡々血性：Ht1.25％

（坂口瑞枝ほか.看護師の見た目とHt値.日本看護研究学会雑誌.21, 1998, 230.）

食道切除術後ドレーン〜トラブル対応など

頸部ドレーンの注意事項

- 閉鎖式でない場合 → (原因) 胸腔の陰圧で空気が胸腔内に吸い込まれ

- ドレーンの皮膚固定がルーズ → 気胸に注意！！

● チューブ型ドレーンを用いる場合，
三方活栓装着→一日2回吸引(浸出液を排出し，吻合部周囲の組織癒合を促進)

- ドレーンが吻合部に当たっていると → 縫合不全のリスクあり

腹部ドレーンの注意事項

- 腹部ドレーンは逆流防止弁(ハイムリッヒ弁)を付けて閉鎖回路にすること

胃管が後継経路で吊り上げられている場合，横隔膜食道脚が閉鎖されていないので

↓

胸腔内の陰圧で空気がドレーンから吸い込まれることがある

食道の手術では迷走神経が切断されるため幽門輪が弛緩しなくなり通過障害のリスクあり

↓

幽門形成術が必要

＊用手的拡張術（フィンガーブジー）を用いる施設も多い．
この場合は腹腔内に腸管が縫合された部位がないことになる．

食道切除術後ドレーン～トラブル対応など

胸腔ドレーンの注意事項

挿入部の痛みを防ぐ →
- ●挿入部がベッドに当たる痛みを防ぐ
  →中腋窩線から挿入
- ●肺尖胸膜にドレーンが当たる痛みを防ぐ
  →肺尖より数cm下に留置
- ●肋間神経に当たる痛みを防ぐ
  →肋骨上縁から挿入

適切な陰圧を保つこと →
- ●持続吸引器を使用して適切な陰圧を保つ（12cmH_2O）
- ●術中，閉胸時に麻酔科医に気管内陽圧をかけてもらい十分に脱気する
- ●時々，持続吸引器に浸出液を落とす
  →浸出液がたまると陰圧がかかりにくくなる
- ●接続チューブは長すぎず床にたれないように注意する
  →床にたれ，浸出液が多くたまると陰圧がかかりにくくなる

＊胸腔ドレーンについてはp.44～も参照のこと

5 — 乳がん手術後・乳腺炎ドレーン

ポイント！

切除臓器 ▶ **乳房，腋窩リンパ節**

血性排液 → 術後出血？ **緊急度 A**

混濁・悪臭 → 感染？ **緊急度 B**

*その他，他のドレーン同様，一般的な観察項目として急激な排液量の増減はないか？ チューブの屈曲・閉塞はないか？ 挿入部皮膚の発赤はないか？ を確認をする

正常な排液の状態

色 淡血性→漿液性 **量** 100mL／日以下

におい 無臭

●乳房切除術（乳房全摘＋腋窩リンパ節郭清術）
a．絹糸にて一針皮膚固定

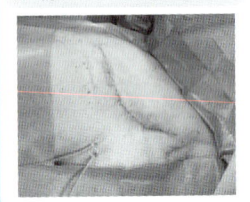

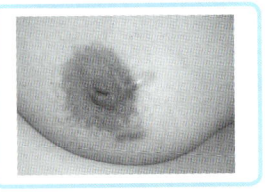

●乳房温存術（乳房部分切除＋腋窩リンパ節郭清術）
ペンローズドレーン挿入例
絹糸にて一針皮膚固定

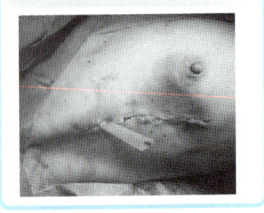

●乳輪下膿瘍のドレナージ後
陥没乳頭が原因の乳輪下膿瘍に切開・排膿・ドレナージを行い治癒した．
その後，乳頭の清潔・清浄を保つことで膿瘍の再形成が防止可能となった．

乳がん手術後・乳腺炎ドレーン〜挿入位置など

乳房切除術（乳房全摘＋腋窩リンパ節郭清術）

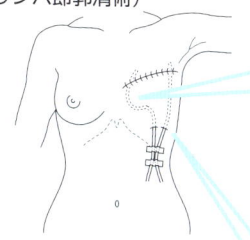

大胸筋前面ドレーン
① 挿入目的
大胸筋前面および皮下の出血，浸出液，死腔の除去
② 挿入位置
大胸筋前面と腋窩
③ 見逃せない変化
☐ 血性排液の持続→出血？
☐ 漿液性→混濁→感染？

乳房温存術（乳房部分切除＋腋窩リンパ節郭清術）

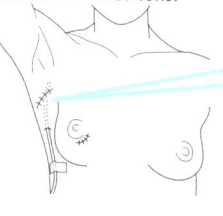

腋窩ドレーン
① 挿入目的
血液，浸出液，リンパ液の排出
② 挿入位置
腋窩
③ 見逃せない変化
大胸筋前面ドレーンに同じ

乳腺炎の治療

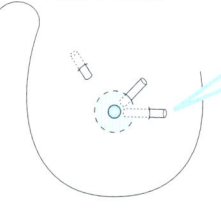

膿瘍ドレーン
（ペンローズ，フィルムドレーン）
① 挿入目的　　② 挿入位置
膿汁の排出　　　膿瘍腔
③ 見逃せない変化
☐ 膿汁の量・性状
☐ ドレーンの逸脱
＊開放ドレーンの場合，逸脱に注意！
＊処置：抗菌薬投与や膿瘍腔内の生食洗浄，乳頭および乳房の清潔・清浄保持

- 大胸筋前面ドレーンはJ-VAC＊，SBバックなど吸引式ドレーンを使用
  ＊排液量50mL／日になれば抜去（術後4〜5日が多い）
- 腋窩ドレーンはJ-VAC＊，ペンローズ（術後1日目で抜去）などを使用

6 — 胆道系ドレナージカテーテル

ポイント!

挿入目的 ▶ 黄疸の解除（減黄：胆汁の排出），胆管・胆嚢炎の治療

- E/N/BD（内視鏡的/経鼻/胆道ドレナージ）
- E/R/BD（内視鏡的/逆行性/胆道ドレナージ）
- E/R/CP（内視鏡的/逆行性/胆道膵管造影）
- E/ST（内視鏡的/乳頭切開術）
- P/T/BD（経皮/経肝/胆道ドレナージ術）
- R/T/BD（逆行性/経肝/胆道ドレナージ術）
- P/T/GBD（経皮/経肝/胆嚢ドレナージ術）
- Tチューブ，Cチューブ

略語の意味→E：内視鏡，N：経鼻，R：逆行性，P：経皮，CP：胆道膵管造影，BD：胆道ドレナージ，GBD：胆嚢ドレナージ，ST：乳頭切開術，T：経肝

胆汁→漿液性 →チューブの逸脱？

血 性 →出血？ **緊急度 A**

急な減少・増加 →チューブの逸脱・閉塞・屈曲？ **緊急度 A**

*細いチューブであり，チューブが体外に出ないケースもあり，<u>チューブの逸脱・屈曲などには要注意</u>→腹膜炎のリスクあり
*排液の観察点は基本的には同様

正常な排液の状態　胆汁が排出されている状態が正常

色 胆汁色　**量** 300～500mL／日以下

におい 無臭

胆道系ドレーン（ENBD）～挿入位置，適応など

ENBD
Endoscopic Naso Biliary Drainage
内視鏡的　経鼻　胆道　ドレナージ

① 挿入目的
　黄疸の解除（減黄），胆管炎の治療

② 挿入位置
　鼻→胃→十二指腸→胆管に内視鏡下に挿入（経鼻胃管と同様の注意が必要）

③ 見逃せない変化
　□ 排液量が急に減少・増加
　□ 排液が胆汁→漿液性に
　　　　胆汁→血性に

経鼻胃管と同じ管理が必要！

固定図

● 適応
＊閉塞性黄疸，閉塞部位は下部胆管（上部胆管の場合はチューブの挿入が困難な場合あり）

● 挿入期間と抜去の目安
＊概ね1週間以内，他の方法（手術，EST，ERBDあるいは胆管金属ステントに変更）までの一時的な処置

チェック！

● 起こりやすいトラブル
＊細く長いチューブなので屈曲と破損に注意
＊先端の胆管からの逸脱に注意

● 管理のポイント
＊排液減少時にはチューブの入れ替えが必要になることがある．すぐに医師に連絡すること

● 看護のポイント
＊内視鏡抜去後にドレナージチューブを経口ルートから経鼻ルートに入れ替えるため，喉頭鏡，マギール鉗子の準備が必要．また，自己抜去の恐れがあるのですばやくチューブ固定やマーキングが必要

1章

6　胆道系ドレナージカテーテル

胆道系ドレーン（ERBD）〜挿入位置，適応など

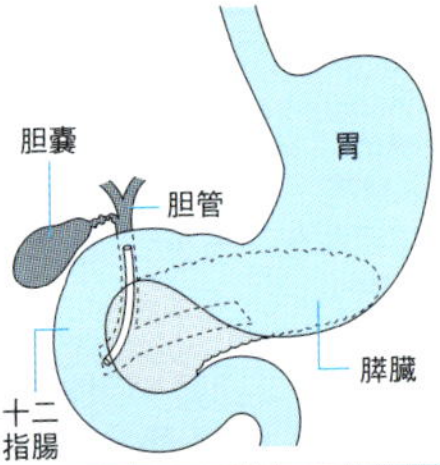

図：胆嚢，胆管，胃，膵臓，十二指腸

- ●適 応
  * 胆管狭窄（上部胆管の場合はチューブの挿入が困難な場合あり）
- ●挿入期間と抜去の目安
  * 概ね2週間から1カ月．手術までの一時的な処置であることが多い
- ●起こりやすいトラブル
  * チューブ閉塞による急性胆管炎

ERBD
Endoscopic Retrograde Biliary Drainage
内視鏡的　逆行性　胆道 ドレナージ

①挿入目的
減黄

②挿入位置
胆管内に短チューブを留置

③見逃せない変化
チューブは体外に出ないので排液観察はないが，逸脱に要注意！

- ●看護のポイント
  * 発熱時にはチューブの入れ替えが必要になることがある．患者さんにも十分に説明が必要

胆道系ドレーン（EST，EPBD，ERCP）〜注意点

EST
Endoscopic Sphinctecterotomy
内視鏡的　乳頭切開術

●処置中の注意点
* 電気メスにて胆管開口部を切開
* 穿孔や出血，膵管への影響などリスクの高い処置であり，施行時に体動が起きないように注意
* ＜禁忌＞抗凝固薬などの内服，出血傾向のある患者，その他ペースメーカー，除細動器などを持つ患者

EPBD
Endoscopic Papillary Balloon Dilatation
内視鏡的　乳頭　バルン　拡張術

●処置中の注意点
* EST不可の患者に適応となるが，比較的術後の膵炎のリスクが多いとされている

ERCP
Endoscopic Retrograde Cholangiopancreatography
内視鏡的　逆行性　胆道膵管造影手技

●処置中の注意点
* 左側臥位から腹臥位となり，長時間の処置になることもあるため，鎮静（セデーション）を併用．そのため呼吸循環のモニタリングや同一体位による苦痛，ラインなどへの注意が必要

胆道系ドレーン(PTBD, RTBD) 〜挿入位置,適応など

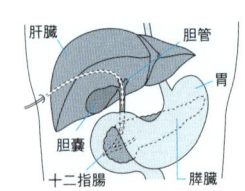

(図:肝臓,胆管,胃,胆嚢,十二指腸,膵臓)

- ●適応
  * 閉塞性黄疸,胆道手術後
- ●挿入期間と抜去の目安
  * 閉塞の解除(ステント挿入あるいは手術)まで
  * 手術後の減圧の場合は1週間から2週間で抜去

PTBD
Percutaneous Transhepatic Biliary Drainage
経皮　　　経肝　　　胆道 ドレナージ術

RTBD
Retrograde Transhepatic Biliary Drainage
逆行性　　経肝　　　胆道 ドレナージ術

①挿入目的
　減黄,手術後の胆管の減圧
②挿入位置(挿入順序)
　PTBD:皮膚→肝臓→肝臓内の胆管
　RTBD:肝臓内胆管→肝臓→皮膚
　(PTBDと逆の方向にチューブ挿入を進める=逆行性)
③見逃せない変化
　☐排液量が急に減少　　☐排液が胆汁→漿液性に
　　　　　　　　　　　　　　　胆汁→血性に

- ●起こりやすいトラブル
  * 閉塞,屈曲,逸脱,破損
- ●要注意
  * 先端が胆管から逸脱すると腹膜炎をきたす可能性あり!
- ●管理のポイント
  * 胆管からの逸脱は危険な合併症.早期発見が重要!

胆道系ドレーン(PTGBD, T・Cチューブ)〜挿入位置, 適応など

PTGBD
Percutaneous Transhepatic Gallbladder Drainage
経皮 経肝 胆嚢 ドレナージ術

① 挿入目的
  胆嚢炎の治療, 減黄
② 挿入位置
  皮膚→肝臓→胆嚢
③ 見逃せない変化
  □ 排液量が急に減少
  □ 排液が胆汁→漿液性に
      胆汁→血性に

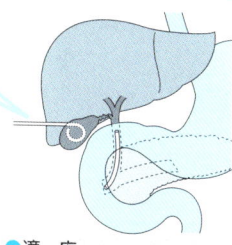

● 適 応
  *急性胆嚢炎, PTBDが困難な閉塞性黄疸

● 要注意 ● 起こりやすいトラブル ● 管理のポイント
  *PTBDと同じ

● 挿入期間と抜去の目安
  *1週間から10日程度, あるいは手術まで

Tチューブ

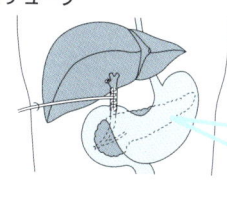

Tチューブ, Cチューブ
① 挿入目的
  手術後の胆管減圧
② 挿入位置
  胆管
③ 見逃せない変化
  □ 排液量が急に減少
  □ 排液が胆汁→漿液性に
      胆汁→血性に

Cチューブ

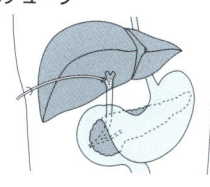

● 適 応
  *胆道手術後
● 起こりやすいトラブル
  *先端の胆管からの逸脱, 屈曲, 破損
  *先端が胆管から逸脱すると腹膜炎をきたす可能性あり
● 挿入期間と抜去の目安
  *Tチューブは1カ月程度, Cチューブは3日から1週間で抜去

● 管理のポイント
  *Tチューブの場合長期に留置が必要. 皮膚刺入部周囲の汚染に注意!

1章

6 胆道系ドレナージカテーテル

7 — 尿道バルンカテーテル

ポイント！

- 血尿 → カテーテル閉塞？ 下腹部の膨満？ 緊急度 B
  - → 閉塞が解除できない？ ショック状態？ 緊急度 A
- 尿の混濁 → 尿路感染？（38℃以上、全身倦怠感あり）緊急度 A
  - → 上記症状がなければ 緊急度 B
- 濃縮尿（黄色・透明）→ 脱水？
- 尿量減少 → カテーテルの屈曲？ 緊急度 B
  - → 低血圧・高度の脱水？ 術後出血？ 緊急度 A

正常な排液の状態

- 色 白色〜黄色透明
- 量 40〜60mL／時以下
- におい 無臭

固定図

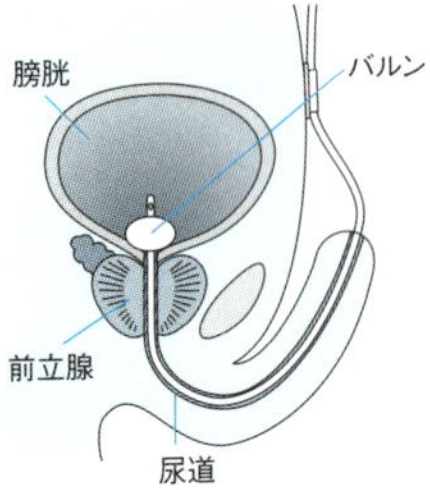

膀胱 / バルン / 前立腺 / 尿道

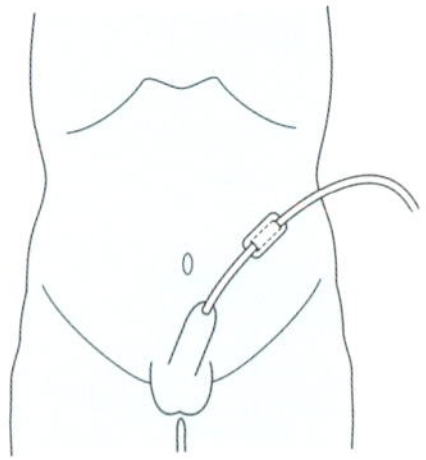

尿道バルンカテーテル～挿入位置，適応など

尿道バルンカテーテル
① 挿入目的
  a. 患者が自然排尿できない場合に，尿の体外への流出を確保
  b. 膀胱や前立腺など下部尿路手術後において，尿道狭窄や膀胱尿道吻合不全の予防
② 挿入位置
  尿道を経由して膀胱に留置
③ 見逃せない変化
  □急激な尿量減少
  □尿の混濁
  □血尿・血塊

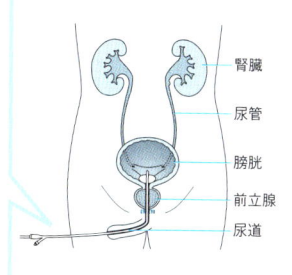

（図：腎臓，尿管，膀胱，前立腺，尿道）

●適 応
a. 一般手術後の短期管理
b. 重症患者の尿量測定
c. 高度の神経因性膀胱機能障害
d. 尿道の強い狭窄または閉塞
e. 膀胱や前立腺などの下部尿路手術後

●挿入期間と抜去の目安
 ＊患者が自然排尿できる状態になれば，速やかに抜去

チェック！
●管理のポイント
 ＊患者が自然排尿できる場合に，24時間蓄尿による診断検査（尿量測定・尿電解質など）の手段として尿道カテーテルを使用するのは推奨できない
 ＊可能なかぎり，間欠的導尿によって対処する

尿道バルンカテーテル〜カテーテルの種類，管理のポイント

どのような尿道バルンカテーテルが挿入されるのか？

●2wayカテーテル

種類） フォーレイカテーテル（閉鎖式）．
  バルン活水を注入するルート＋尿が流出するルート
目的） 尿の体外への流出を確保．
使い分け） 特殊な状況を除き広く一般的に使用．

●3wayカテーテル

種類） フォーレイカテーテル（閉鎖式）．
  2way＋もうひとつルートが増える．
目的） 高度の血尿や膿尿でカテーテル閉塞が起こりやすい状況における，持続膀胱洗浄．
使い分け） 術後出血（血尿）をきたしやすい膀胱手術や前立腺手術の術後管理に使用．

●管理のポイント

a. 尿道留置カテーテルの挿入は，無菌的な手技で，滅菌器具を用いて行う
  ＊術者は正しい挿入技術と尿路カテーテル挿入時合併症についてのトレーニングを受ける
b. 尿の逆流予防
  （尿バッグは患者の膀胱より低い位置に，尿バッグは床に直接置かない）
c. 可能なかぎり回路（カテーテル，排尿チューブ，尿バッグ）の閉鎖性を維持
  採尿は採尿ポートから行う
d. 尿道カテーテル留置30日後にはほぼ100％の患者に細菌尿が認められる
  →尿道カテ長期留置患者において予防抗菌薬の投与は推奨されない
e. 尿道口周囲を定期的に消毒または洗浄しても，細菌尿の発生頻度は減少しない
f. 尿道留置カテーテルの至適交換時期（個人差あり）
  ●閉塞しがちな患者→1週間に1回または2回以上交換する必要がある．
  ●長期留置例→閉塞がなくても1カ月に1回程度の交換が推奨される

尿道バルンカテーテル〜トラブル対応

尿の混濁！

□ 尿路感染？
↓
□ 発熱？ 全身状態は？
↓
□ 38℃以上の発熱，食欲不振，全身倦怠，ショック状態はあるか？

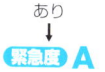

- あり → **緊急度 A**
- なし → **緊急度 B**

血尿（泌尿器科術後）！

□ カテーテル閉塞？
↓
□ 下腹部の緊満？ 下腹部痛？
↓
ミルキング，膀胱洗浄，
3wayカテーテルの灌流スピードUP，カテーテル交換　**緊急度 B**

閉塞が解除できない？ ショック状態？　**緊急度 A**

● カテーテルが完全に閉塞しているときは……
  いったん3wayカテーテルの灌流を止め，膀胱洗浄やカテーテル交換などにより閉塞を解除してから，灌流スピードを上げること

尿量減少！

□ カテーテル屈曲？
□ 低血圧？ 脱水？
高度の脱水？ ショック状態？
高度の術後出血？　**緊急度 A**

↓
カテーテルの固定状況をチェック
緊急度 B

バイタルサイン，インアウト計算，ドレーン排液の量・性状の観察

8 ─ 腎(外)瘻カテーテル

ポイント!

挿入目的▶

腎機能の温存,感染に対する緊急処置,手術に伴う留置
急性腎後性腎不全,膿腎症,経皮的腎結石砕石術(PNL)の術後

- **血性排液** →出血
- **白いオダオダ** →感染？ 結石形成？
- **濃黄色** →濃縮尿？ ビリルビン尿？ 止血剤投与中？
- **挿入部から膿(黄,緑,茶)** →痛み,熱があるか？
  　　　　　　　　　　　　　　がないか？
- **周囲から尿臭** →脇漏れ？（閉塞は？折れていないか？）
  　　　　　　　　抜けていないか？（自然抜去？ 自己抜去？）

＊まず留置中の患者さんについての状態把握が重要
　単腎？　腎機能は？　感染（発熱）の有無は？　貧血は？
＊他と同様,量の増減にも気を付ける

正常な排液の状態

- **色** 淡血性→漿液性
- **量** 単腎の場合→800〜2,000mL
  　　　複腎（両方ある）の場合→400〜1,000mL
- **におい** 無臭（尿臭はあってもよい）

●管理のポイント
a. 緊急に主治医連絡
　　→急な出血や排液減少,発熱,カテーテル抜去
b. 患者個人の状態把握（バイタルサイン,腎機能,感染,術後）
c. 入院患者か外来患者か（自宅の場所,状況把握,既往歴は？）

腎(外)瘻カテーテル～挿入位置など

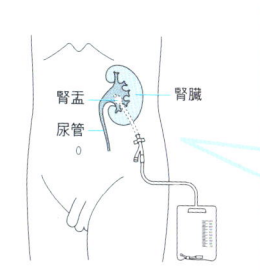

腎盂 **腎臓**
尿管

固定図

腎外瘻カテーテル

①**挿入目的**
 a. 腎機能の温存
 b. 感染に対する緊急処置
 c. 手術に伴う留置
  （モニター，圧迫止血）

②**挿入位置**
 腎臓に留置

③**見逃せない変化**
 □量の多少，増減
 □血性でないか？
  →出血？
 □白いオダオダ
  →感染？ 結石形成？
 □濃黄色
  →濃縮尿？ ビリルビン尿？
   止血剤の影響？
 □挿入部から膿？
  （黄，緑，茶色）
 □においの有無
  （尿臭はないか？）

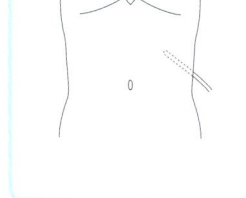

● 適 応
 a. 急性腎不全（癌や結石に伴う尿管の閉塞）
 b. 膿腎症（尿の通過障害（水腎症）を伴う急性腎盂腎炎）
 c. 経皮的腎結石砕石術（PNL）の術後

※a. とb. は緊急で処置をしているはず！

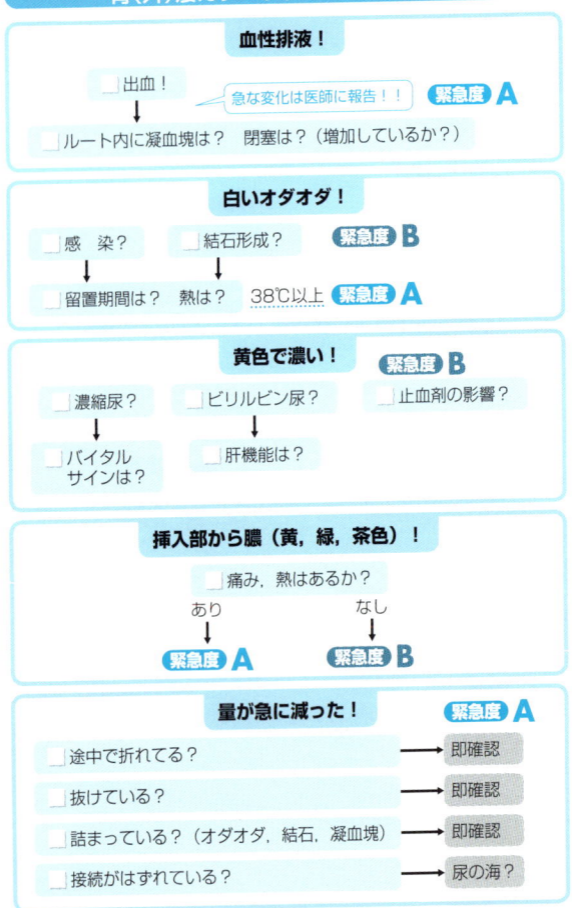

腎(外)瘻カテーテル〜トラブル対応

血性排液！

- [ ] 出血！　　急な変化は医師に報告！！　**緊急度 A**
- [ ] ルート内に凝血塊は？　閉塞は？（増加しているか？）

白いオダオダ！

- [ ] 感　染？　　- [ ] 結石形成？　**緊急度 B**
  ↓　　　　　　　↓
- [ ] 留置期間は？　熱は？　38℃以上　**緊急度 A**

黄色で濃い！　**緊急度 B**

- [ ] 濃縮尿？　　- [ ] ビリルビン尿？　　- [ ] 止血剤の影響？
  ↓　　　　　　　↓
- [ ] バイタルサインは？　- [ ] 肝機能は？

挿入部から膿（黄，緑，茶色）！

- [ ] 痛み，熱はあるか？

あり → **緊急度 A**　　なし → **緊急度 B**

量が急に減った！　**緊急度 A**

- [ ] 途中で折れてる？　→ 即確認
- [ ] 抜けている？　→ 即確認
- [ ] 詰まっている？（オダオダ，結石，凝血塊）　→ 即確認
- [ ] 接続がはずれている？　→ 尿の海？

腎(外)瘻カテーテル〜トラブル対応

量が異常に多い！

- IN　OUTバランスは？
  ↓
- 十分な補液，経口摂取

> 腎不全では腎外瘻カテーテル挿入直後には大量の尿が排出（一晩で3Lを超えることもあり）

はじめから量が少ない！

- 全身状態が悪い？　　　　　　　→　バイタルサインの確認
- 位置がはじめから悪い？　　　　→　主治医にて確認
- 途中で折れていない？　　　　　→　固定のやりなおし
- 接続部位がはずれていないか？　→　接続のやりなおし

●詰まったり，折れたりしていると尿が呼吸性に移動しなくなる
　*吸気時→尿の排出　*呼気時→尿の引き込み

カテーテルが折れていた！

固定のやりなおし → 固定方法に工夫を！

カテーテルが抜けていた！

抜けた直後なら再挿入，遅れると再造設する必要あり → 主治医に報告

強い痛み，発熱（38℃以上）！

閉塞の有無を確認 → 主治医に報告

腎(外)瘻カテーテル〜トラブル対応，カテーテルの種類

周囲から尿臭！

☐ 脇漏れ？　　　　　　　　☐ 抜けていないか？
（閉塞は？　折れていないか？）（自然抜去？　自己抜去？）

カテーテルの種類

a. ピッグテールカテーテル（8Fr前後）

- 腎瘻増設時に入れる標準的なカテーテル，ナート固定．
  →入浴不可

b. Malecot（マルコー，マレコー）型カテーテル（パラソル型）

- 瘻孔を拡張してから入れる
- 比較的硬く抜くときには芯棒が必要，ナート固定．
  →入浴不可

c. 腎盂バルンカテーテル（カフあり，10〜24Fr）→入浴可

- 瘻孔を拡張してから入れる．
- やわらかい，結石によるカフの破裂に注意．

※a. は必ず，b. c. は必要に応じて縫合固定　　先端部

腎(外)瘻カテーテル～カテーテル交換, 患者指導

腎(外)瘻カテーテルの交換（外来看護師向け）
●ピッグテール，マレコー型カテーテルは原則透視下にて（手術室，X線室）行う．

〈注意する点〉
深さ（カテーテルの目盛り），縫合の有無，カフの注入量．

〈患者の個別性の把握〉
痛がる，なぜか新しいカテーテルが入りにくい，など．
※カフは経過とともに縮小，交換時のカフ注入量が重要！

留置したまま退院される患者さんへの指導項目

□色，量の変化を本人，家族も観察する．

□痛みや熱→夜間でもすぐに連絡をする．

□カテーテルが抜けた場合→夜間でもすぐに連絡する．

●腎外瘻カテーテルの扱いに慣れている患者さんの対応
* 現在挿入されているカテーテルより細いネラトンカテーテルをあらかじめ渡しておき，急に抜けたときはゆっくりと挿入してみてもよい
* 尿が出はじめたところでテープ固定し，病院に来ていただければ大きな処置は必要ないことが多い
* その際，厳密な清潔操作は必要ない．むしろ再度腎外瘻を増設しなければいけなくなることが患者さんや医療従事者の負担が増える

9 — 髄液ドレナージカテーテル

ポイント!

a. **清潔性, 閉鎖性の保持**
　　〜外部からの汚染を避ける（髄膜炎予防）
b. **頭蓋内圧や髄液排出量の重要な指標（モニター）**
c. **薬液注入時の厳密なバランス管理**
　　〜過剰流入による頭蓋内圧上昇の回避

観察・管理ポイント▶

・液の性状・色調, 気泡・波動の観察, 圧管理

- 血性 →出血?
- 薄い黄色調（キサントクロミー）→出血?
- 混濁 →細菌性髄膜炎?
- 空気（気泡）の有無 →
- 波動の消失 →チューブ内閉塞? 連結部のはずれ? 抜落?
- 圧管理 →過度の陰圧に注意!

・過度の陰圧 ╭ 脳組織の引き込み→チューブ閉塞
　　　　　　 ╰ 過多な排液による頭蓋内圧の急低下
　　　　　　　　→脳ヘルニア, 出血

- ドレーン周囲の濡れ →周囲からの漏れ出し

＊空気抜き孔や空気抜き孔閉鎖用クランプ, 逆流防止クランプの適切な使用
→クランプは常時開放, 搬送時はチャンバー内の髄液を排出してからクランプで閉塞→搬送後に必ず開放
＊圧の上昇, 病状や意識レベルの変化に注意すること
＊ドレーン抜去後の皮膚の孔は髄液漏防止のため必ず縫合閉鎖
　髄液漏の徴候……濡れやしみ, 皮膚の膨らみ, 顔の腫れなど

正常な排液の状態

　　色 水様透明　　におい 無臭
　　量 受け持ち医に一日あたりの排液の基準を聞いておく
　＊ドレーンの目的・設定および髄液の産生量（成人約400〜500mL/日）, 全髄液量（約120〜150mL）を考慮

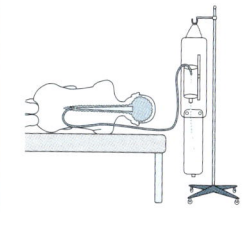

髄液ドレナージカテーテル〜挿入位置，適応など

脳室ドレナージ

①**挿入目的**
- 頭蓋内圧の制御（水頭症治療）と測定
- 脳室内血腫排除
- 薬物投与

②**挿入位置**
側脳室

③**見逃せない変化**
＊正常髄液……水様透明
- □血性→出血？
- □薄い黄色調→出血？
- □混濁→細菌性髄膜炎？
- □空気（気泡）の有無
- □波動の有無
- □流出量の観察
- □頭蓋内圧の急上昇，低下
- □適正な圧管理がされているか？
- □性状の急変
- □漏れ出し，抜け落ち，逆流，空気の流出

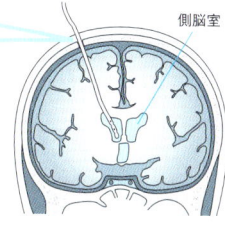

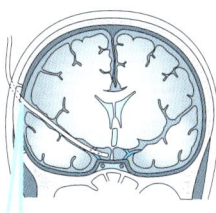

側脳室

脳槽ドレナージ

①**挿入目的**
血性髄液排液（攣縮予防）
頭蓋内圧制御，薬物投与

②**挿入位置**
脳槽

腰椎ドレーン

①**挿入目的**
血性髄液排液（攣縮予防）
頭蓋内圧制御
髄液漏治療，薬物投与

②**挿入位置**
腰椎くも膜下腔

髄液ドレナージカテーテル〜固定方法と圧管理など

固定図　＊基準点（額や外耳孔など）を決め，正常髄液圧（5〜15センチメートル水柱（cmH$_2$O））に設定．

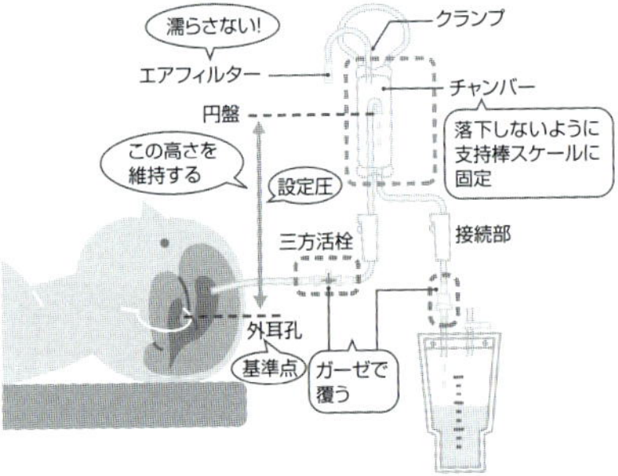

ドリップチャンバー内の滴下部分先端と基準点の高さで圧設定する

●固定方法
＊複数箇所で確実に皮膚に絹糸などで固定し，ゆとりをもたせる
＊腰椎ドレーンではチューブ周囲からの漏れが生じやすく皮膚に巾着形に糸をかける

●圧設定
＊脳槽ドレーンと腰椎ドレーンは，排液を促すため軽度陰圧に設定する場合あり（髄液漏治療時や脳ヘルニアの危険のない場合）
＊テント下病変の閉塞性水頭症の側脳室ドレーンは高め（約15cmH$_2$O以上）に圧設定して上行性脳ヘルニアを予防

●圧管理
＊過度の陰圧は脳組織を引き込み，過量な排液による頭蓋内圧の急低下は脳ヘルニアや出血につながる

●クランプの適切な使用
＊空気抜き孔への液体流入防止クランプは常時開放
＊搬送時は汚染／閉塞を避けるため，チャンバー内の髄液を排出してからクランプで閉塞
＊搬送後にすみやかに開放．搬送後にこの部の開放を忘れて他を開放すると過度の陰圧を生じてきわめて危険である

髄液ドレナージカテーテル〜固定方法と圧管理

チェック！

- **圧設定を変更する場合の注意点**
  圧設定を変更する場合，その時点での排出量を記録して設定変更前後の変化を正しく測定し，圧の上昇，症状や意識レベルの変化に注意する

- **ドレーンを抜いた後の皮膚の孔は？**
  髄液漏防止のため必ず縫合閉鎖する．（髄液漏の徴候→濡れやしみ，皮膚のふくらみ，顔の腫れなど）

- **トラブルにつながりやすい状態を前もって避ける！**
  * 不穏状態の患者の手の届かない位置に配置し，抑制や鎮静を行う．
  * ドレーントラブルは体位変換やベッド移動時に発生しやすい

波動がない！

☐ チューブ内閉塞（凝血塊など）？

☐ チューブ折れ曲がり？

☐ 活栓の開放忘れ？

☐ 固定不良による抜けかけ？

☐ 抜け落ち？

☐ 連結部のはずれ？

- **波動とは？**
  * 液面の波動（拍動に一致した液面の上下動）
  * 脳室ドレーンではドリップチャンバーを下げると速やかに液面が上昇し，持ち上げると速やかに液面が低下する
  * 脳槽ドレーンと腰椎ドレーンでは，脳室ドレーンに比べて流出速度は遅く，波動は弱い

髄液ドレナージカテーテル〜トラブル対応

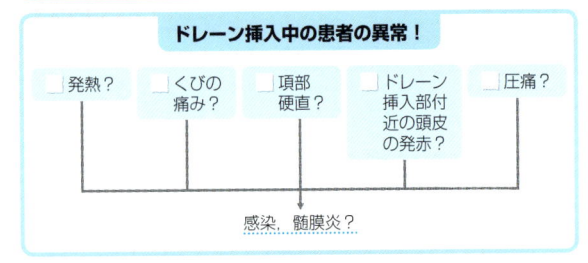

ドレーン挿入中の患者の異常！

- 発熱？
- くびの痛み？
- 項部硬直？
- ドレーン挿入部付近の頭皮の発赤？
- 圧痛？

↓

感染，髄膜炎？

腰椎ドレーン挿入中患者の異常！

足のしびれや痛みの訴え？

↓

ドレーンによる脊髄神経の圧迫，刺激？

ドレーン周囲が濡れている！

- 周囲からの漏れ出し？
- 脳腫脹？
- 水頭症？

ドリップチャンバーを上げても液面が下がらない！

設定圧以上に頭蓋内圧が上昇している（脳腫脹）？

●頭蓋内圧亢進時の臨床サイン
頭痛，不穏，瞳孔異常（不同，散大，対光反射異常），眼位の異常（複視，上方注視麻痺），血圧上昇，徐脈

髄液ドレナージカテーテル〜トラブル対応

ドリップチャンバー内に排液が多量にたまっている！

空気抜き孔の汚染や
圧設定不全を生じうる
↓
たまった髄液を排液バッグまで流し出す

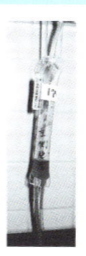

空気抜き孔の汚染！

感染や圧設定不全を生じうる
↓
受け持ち医に連絡し，新しい
セットに清潔に交換する

ドレーンが抜けない！

骨弁によるチューブの挟み込みや
埋没縫合糸による縫い込みで生じうる
↓
腰椎ドレーンでは体を十分前屈して
棘突起の間を広げて抜去する（断裂の予防）

- ●抜去の目安（脳室）→２週間
  a. 病態改善，頭蓋内圧正常化
  b. シャント術への移行では
     再ドレナージ

- ●抜去の目安（脳槽，腰椎）
     →１〜２週間
  a. 血腫の減少（攣縮の危険の低下）
  b. 頭蓋内圧正常化
  c. 髄液漏治癒

MEMO

2章 その他のカテーテル

1 血管留置カテーテル
2 胃瘻・腸瘻
3 気管カニューレ
4 硬膜外カテーテル

1 — 血管留置カテーテル

ポイント！

●目的
薬剤投与，電解質輸液・栄養輸液の投与，血液採取・中心静脈圧の測定

●分類（挿入経路と先端位置により分類）
  ◎中心静脈カテーテル（central venous catheter：CVC）
  ◎末梢静脈カテーテル（peripheral venous catheter：PVC）
  ＜栄養輸液＝静脈栄養法（parenteral nutrition）＞
  ・中心静脈栄養法（total parenteral nutrition：TPN）
  ・末梢静脈栄養法（peripheral parenteral nutrition：PPN）

＊『実施期間が10～14日間以内の場合はPPN，それ以上の場合はTPN』と言われるが，実際には，病態，カロリー・蛋白質投与量なども考慮して選択

末梢静脈カテーテル～使用カテーテル，挿入位置，固定方法

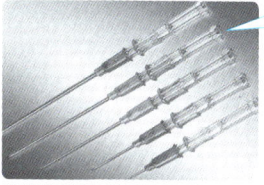

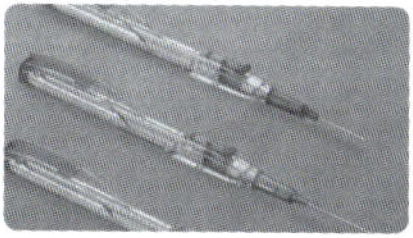

四肢の末梢静脈から短いカテーテル（short catheter）を挿入

最近は針刺し防止機能がついたものが用いられるようになってきている
この種のカテーテルの使用にはある程度の慣れが必要であるため，必ずしも広く普及しているわけではない．リスクマネジメントの立場からはすべての末梢静脈カテーテル挿入に際して用いられるべきであろう

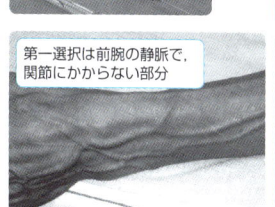

固定方法は施設によって異なるが，最近はフィルム型ドレッシングが用いられることが多い

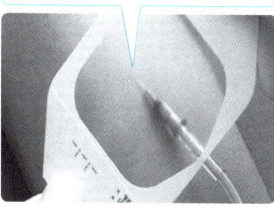

第一選択は前腕の静脈で，関節にかからない部分

●フィルム型ドレッシングの利点
1）カテーテル刺入部の観察が容易である，2）ある程度の水蒸気透過性がある，3）固定の面でも有利である，など

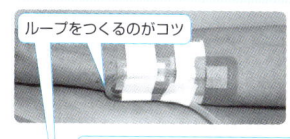

ループをつくるのがコツ

前腕（上），手背（下）に挿入されたカテーテル．刺入部にはパッド型ドレッシングもフィルム型ドレッシングも用いられる．下肢（大伏在静脈）に挿入する場合は長期の留置は避ける

カテーテルだけでなく輸液ラインも絆創膏で固定する

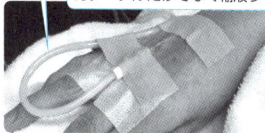

可能なかぎり
- ●前腕の静脈を使用
- ●細いカテーテルを使用し，
- ●関節にかからない部位に留置

末梢静脈カテーテル～合併症予防など

●カテーテル穿刺時や穿刺後の疼痛（複合性局所疼痛症候群：CRPS：complex regional pain syndrome）予防対策（推奨）
①手首の手の掌側・橈側や肘の内側への穿刺を避ける
②橈骨茎状突起から10cm以上中枢側で穿刺する
③適切な角度で穿刺する（15～30度）
④神経損傷の症状と思える痛みなどを訴える場合は直ちに針を抜去して別の穿刺部位を選ぶ
⑤針を必要以上に深く刺さない
　＊解剖学的には絶対安全な穿刺部位はないと考えたほうがよい

●PPNで問題となる合併症
＜血管痛＞要因：投与輸液の組成が問題となる場合がほとんど
　◎予防策…可能な限り浸透圧の低い組成に（脂肪乳剤の併用など）
＜静脈炎＞要因はさまざま．輸液組成が問題となるだけでなく，輸液投与システム全体に関連した感染も問題となる．
　◎予防策…（72～96時間毎にカテーテルを定期的に入れ換える・輸液ライン，ドレッシングもカテーテル入れ換え時に交換）
　＊静脈炎の予防にはヘパリン，ステロイド，血管拡張剤の併用が有効であるという報告があるが，感染予防の面からはこの方法は推奨されていない

●末梢静脈ラインにインラインフィルターを使用すべきか？
　PPNで投与する輸液＝アミノ酸加糖電解質液
　　→ひとたび細菌で汚染→急速に細菌が輸液内で増殖
　　→理論的にはインラインフィルターは用いるべきだが，
　　→72～96時間毎にカテーテルを入れ換えることを前提に，
　　→インラインフィルターの使用は積極的には推奨されていない．
　＊アミノ酸加糖電解質製剤を投与する場合は無菌環境下以外での薬剤混注は避ける，製剤の輸液ルートからの側注は禁止など厳重な無菌管理を行う

中心静脈カテーテル～挿入経路, 挿入方法

●挿入経路
CVC先端を中心静脈（上大静脈および下大静脈）内に留置.
* 高浸透圧の輸液剤が血管内で速やかに希釈され血管壁を刺激しないように
* CVC挿入の経路は非常に多い
（静脈穿刺法, 静脈切開法あわせて両側で32の経路）

●挿入方法＝静脈穿刺法, 静脈切開法（カットダウン）
* 静脈穿刺法が第一選択
* 血液凝固能に異常がある場合や穿刺時の体位が保持できない場合, 手術既往などのために穿刺に伴う合併症の危険性が高いと予想される場合は→静脈切開法のほうが安全

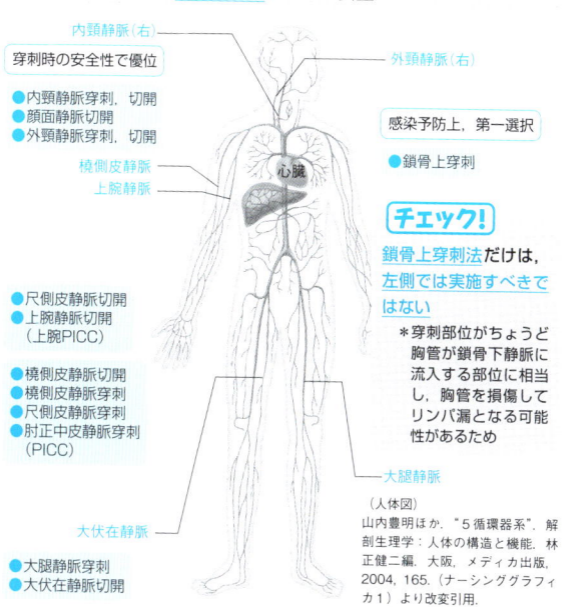

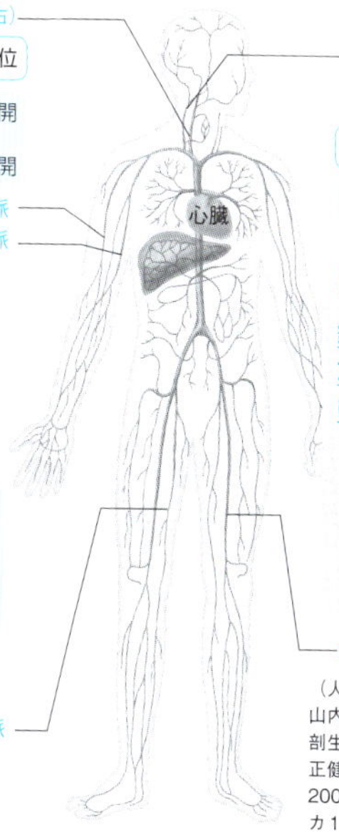

内頸静脈（右）
穿刺時の安全性で優位
- 内頸静脈穿刺, 切開
- 顔面静脈切開
- 外頸静脈穿刺, 切開

橈側皮静脈
上腕静脈

外頸静脈（右）

感染予防上, 第一選択
- 鎖骨上穿刺

チェック!
鎖骨上穿刺法だけは, 左側では実施すべきではない
* 穿刺部位がちょうど胸管が鎖骨下静脈に流入する部位に相当し, 胸管を損傷してリンパ漏となる可能性があるため

- 尺側皮静脈切開
- 上腕静脈切開（上腕PICC）

- 橈側皮静脈切開
- 橈側皮静脈穿刺
- 尺側皮静脈穿刺
- 肘正中皮静脈穿刺（PICC）

心臓

大腿静脈
大伏在静脈

- 大腿静脈穿刺
- 大伏在静脈切開

（人体図）
山内豊明ほか. "5 循環器系", 解剖生理学：人体の構造と機能. 林正健二編. 大阪, メディカ出版, 2004, 165.（ナーシンググラフィカ1）より改変引用.

中心静脈カテーテル～おもな挿入経路の利点・欠点

●鎖骨下穿刺法
感染（カテーテル関連血流感染症：catheter-related blood stream infection：CRBSI）予防の面からは第一選択

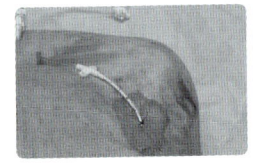

- ●利点：感染予防の面からは推奨
- ●欠点：内頸静脈穿刺や大腿静脈穿刺などに比べ、気胸や血胸など、穿刺に伴う重篤な機械的合併症が発生する危険性は高い。

●内頸静脈穿刺法　穿刺時の安全性にすぐれる

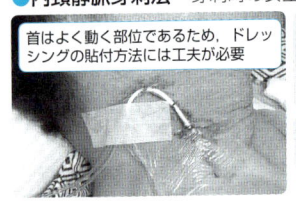

首はよく動く部位であるため、ドレッシングの貼付方法には工夫が必要

通常はドレッシングからカテーテルが出る部位を補強しているが、図のように固定用絆創膏があらかじめ組み込まれているドレッシングも便利である

- ●利点：穿刺時の安全性
- ●欠点：挿入部の管理がしにくい

●PICC (peripherally inserted central venous catheter) 法
肘または上腕より挿入．穿刺時の重篤な合併症が起こらない経路

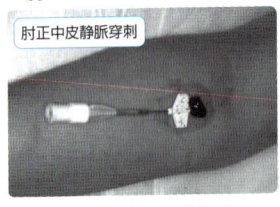

肘正中皮静脈穿刺

- ●利点：見える血管を穿刺するので、確実に挿入できる．穿刺時の合併症がほとんどない（リスクマネジメントの観点からは極めて有用）CVC挿入に伴う恐怖心が軽減される
- ●欠点：肘を曲げることにより滴下が不安定になる．血栓性静脈炎の発生頻度が比較的高い

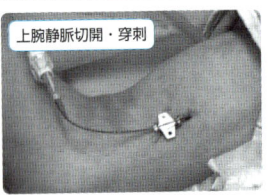

上腕静脈切開・穿刺

- ●利点：①肘の屈曲による滴下不良の問題が解決 ②血栓性静脈炎の発生頻度もきわめて低い ③挿入時に重篤な合併症は起こらない．
  ＊今後、広く普及することが予想される

中心静脈カテーテル～穿刺方法，カテーテル内腔の数など

●direct puncture法
穿刺した針（外筒）の中に直接カテーテルを挿入

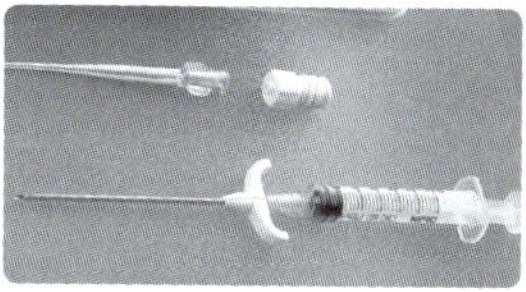

穿刺針が太いため，合併症が起こった場合にはSeldinger法よりも重篤な状態になる可能性がある

●Seldinger法
細めの針で静脈を穿刺してガイドワイヤーを挿入し，ガイドワイヤーに沿わせてカテーテルを挿入

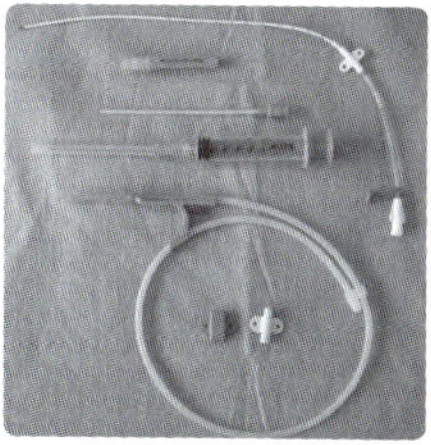

欧米ではSeldinger法が80％以上の割合で用いられているが，本邦ではdirect puncture法の方が多く用いられている

●内腔の数によるカテーテルの分類
内腔の数によりシングル，ダブル，トリプルに分類

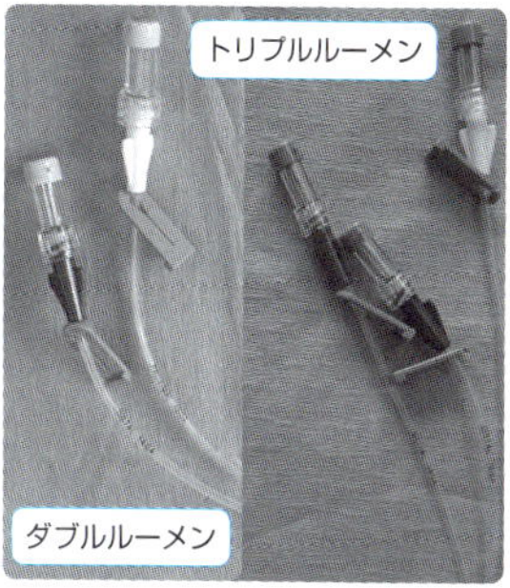

トリプルルーメン

ダブルルーメン，トリプルルーメンのマルチルーメンカテーテルはポリウレタン製で，ほとんどはSeldinger法で挿入．TPNだけでなく，カテコラミン投与等の多目的使用が必要な場合に用いられる

ダブルルーメン

ポイント！
ルーメン数が増加するに伴ってカテーテル関連血流感染症の危険性が高まることを意識した管理が必要

2章 1 血管留置カテーテル

中心静脈カテーテル～挿入時の合併症

●CVC挿入時には高度（マキシマル）バリアプリコーション

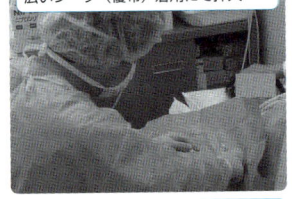

> 帽子，マスク，滅菌手袋，滅菌ガウン，広いシーツ（覆布）着用にて挿入

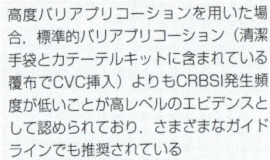

高度バリアプリコーションを用いた場合，標準的バリアプリコーション（清潔手袋とカテーテルキットに含まれている覆布でCVC挿入）よりもCRBSI発生頻度が低いことが高レベルのエビデンスとして認められており，さまざまなガイドラインでも推奨されている

- 長期留置用のBroviacカテーテルやHickmanカテーテル挿入，ポート留置は手術室で高度バリアプレコーションのもとに実施されることが多いが，通常の病棟におけるCVC挿入の場合でも，高度バリアプリコーションを実施すべきである

> 現在市販されているCVC挿入キットには，シーツ，消毒用綿球（ブラシ），各種シリンジ，メス，縫合セット，三方活栓，ゴム栓付キャップ，などが組み込まれているものが多い．償還価格との関連で選択する

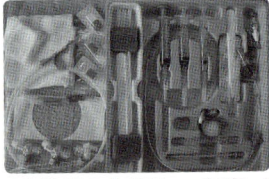

ポイント！
- 介助する看護師も，<u>帽子，マスクは着用</u>するべきである
- 挿入時の皮膚消毒剤としては<u>0.5％クロルヘキシジンアルコール</u>または<u>10％ポビドンヨード</u>が推奨されている

●挿入時の合併症……気胸・血胸，先端位置異常

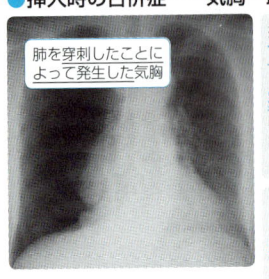

> 肺を穿刺したことによって発生した気胸

挿入時の合併症発生頻度に関しては，<u>鎖骨下穿刺時に最も合併症発生頻度が高い</u>
＜気胸＞代表的な合併症．<u>胸膜および肺実質を穿刺することによって発生</u>する胸腔ドレナージを必要とする場合が多い
右で不成功であった場合に左を穿刺することは禁忌．（両側気胸が発生する可能性）

＜血胸＞胸膜と動脈を同時に穿刺することによって発生する．重要な合併症．特に<u>血液凝固能に異常がある場合</u>には生命にかかわる重篤な合併症となる

中心静脈カテーテル～挿入時の合併症・維持管理

●挿入時の合併症……先端位置異常（最も高頻度で発生）

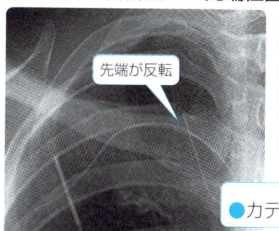

先端が反転

CVC先端が上下大静脈内に位置していないと，TPN輸液を投与することによりextravasation of fluidsなどの合併症が発生する危険がある
→ガイドワイヤーを用いて入れ換え，再挿入などの対策が必要

チェック！
●カテーテル入れ替え時の汚染に注意！

●CVCを挿入した後の確認事項　**チェック！**

CVC先端が血管内に留置されていることを確認するため，CVCから血液がスムースに吸引できることを必ず確認する
バイタルサインをチェックすると同時に，咳嗽・胸痛・呼吸困難はないか，呼吸音に左右差はないかも確認する
合併症が発生していないか，先端位置は適正か判断するために必ず胸部レントゲン撮影をしなければならない
気胸，血胸の有無，CVC先端位置を確認する

●維持期間中のCVC管理……挿入部の管理

フィルム型ドレッシング．CVC挿入部を観察することができる

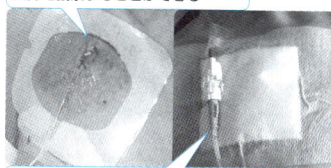

パッド型ドレッシング．挿入部を観察することはできないが，密封効果においては差はない．汗をかきやすい症例や夏場などにはフィルム型よりも有利．また，CVC挿入部は見えないことを望む患者もいる

ポイント！
- CVC挿入部は，週1～2回，消毒し，ドレッシング交換を行うことが推奨されている
- 消毒剤は，0.5％クロルヘキシジンアルコール，10％ポビドンヨードが推奨されている
- ドレッシング材はフィルム型かパッド型，どちらを用いても感染率には差がない

中心静脈カテーテル～維持期間中の管理（挿入部の管理）

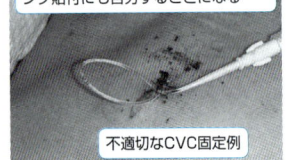

> このような固定方法では，十分な消毒ができないだけでなく，ドレッシング貼付にも苦労することになる

不適切なCVC固定例

ポイント！
- 挿入時にその後の管理がやりやすいようにCVCを固定すること
- 医師に対して看護師が固定方法の工夫を依頼することも必要

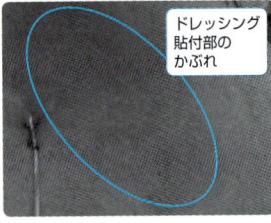

> ドレッシング貼付部のかぶれ

→p.13参照

ポイント！
- 長期管理になるとドレッシングに対する『かぶれ』が問題になることもある
- さまざまなタイプのドレッシングが使用可能なので，パッチテストなどでかぶれの原因を調査する必要がある
- 首など動く部位に貼付する場合は要注意
- 毎日観察し，患者の訴えに真摯に耳を傾けることも重要
- もちろんドレッシング交換時のCVC挿入部の観察は重要

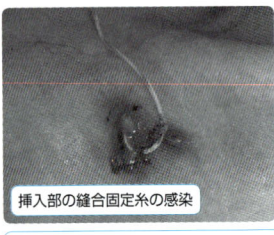

挿入部の縫合固定糸の感染

ポイント！
- 発熱がない状態でもCVC挿入部に問題が生じていることもある
- 全身性の感染症に進展する前に対処しないと，重篤なカテーテル関連血流感染症に至ることがある

局所的感染でおさまることもあるが，発熱をきたして全身性感染症に進展することもある．こうした場合は通常はカテーテルを抜去する

中心静脈カテーテル〜維持期間中の管理(挿入部,輸液ライン)

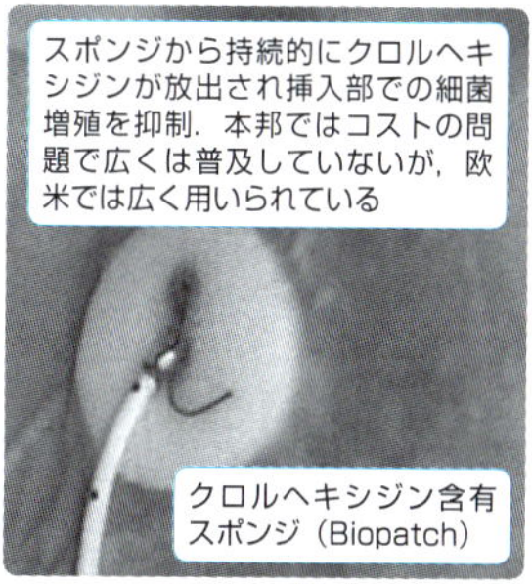

> スポンジから持続的にクロルヘキシジンが放出され挿入部での細菌増殖を抑制。本邦ではコストの問題で広くは普及していないが,欧米では広く用いられている

クロルヘキシジン含有スポンジ(Biopatch)

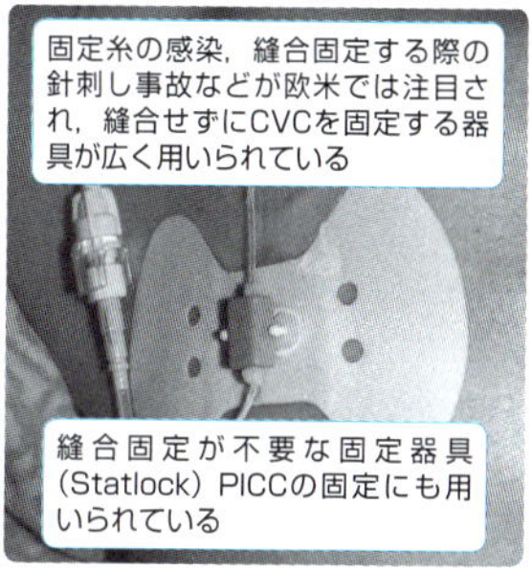

> 固定糸の感染,縫合固定する際の針刺し事故などが欧米では注目され,縫合せずにCVCを固定する器具が広く用いられている

縫合固定が不要な固定器具(Statlock) PICCの固定にも用いられている

- 維持期間中のCVC管理……輸液ラインの管理
- 輸液ライン管理上の推奨事項

(輸液ラインのどこからも微生物を侵入させない,接続部の数を最小にすることが重要)

三方活栓は使用しない(接続部の数を増やさないため)
インラインフィルターを用いる(あらかじめフィルターを組み込まれたものを使用しないと接続部が増える)
一体型輸液ラインを用いる
週1〜2回,定期的に輸液ラインを交換する
接続部の消毒には70%エタノールの使用

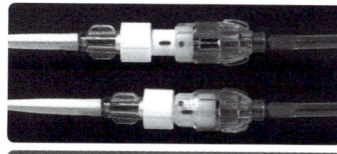

> 著者が開発した輸液ライン接続システム。カテーテルハブはゴム付き蓋(I-plug)でclosed状態とし,輸液ライン先端につけた針(I-set)で接続して固定するシステムである

> インラインフィルター,側注用Y字管があらかじめ組み込まれ,輸液バッグとカテーテルを接続するだけになっている一体型輸液ライン

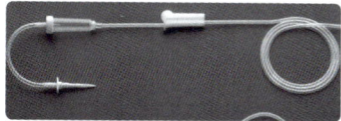

中心静脈カテーテル～抜去時注意事項，長期留置用カテーテル

●カテーテル抜去時の注意事項

ポイント！

- ●不要になった場合には直ちにCVCを抜去する
  - ＊状態が再び変わってCVCを使用する可能性があるから，という理由で留置しておくことで感染してしまう可能性がある．要注意！！
- ●抜去時にはカテーテル遺残に注意する
  - ＊カテーテルが固定部分で捻れていたりすると自然に切れることもあるし，縫合固定に用いていた糸を切断する際に誤ってカテーテルを切断することがある．決して起こしてはならない合併症であるが，発生した場合には原則として直ちにCatching wireを用いて遺残カテーテルを摘出する

●長期留置用カテーテル

●完全皮下埋め込み式カテーテル
(totally implantable subcutaneous infusion port：ポート)

血管内に留置するシリコーン製カテーテル

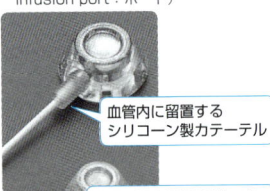

皮下に埋め込むリザーバー

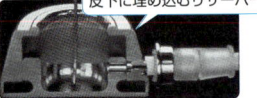

- ●利点：輸液を投与しない期間には体外露出部分がないため，ラインの管理から開放され，入浴等も可能，QOLを考えた場合に非常に有用．年余にわたって留置することが可能であるが，そのためには，特に，投与する輸液ラインの無菌的管理に注意する必要がある
- ●欠点：長期になると皮膚に潰瘍が形成されたりポケット感染の危険性 カテーテル閉塞やカテーテルの自然断裂 などの問題のほかにカテーテル関連血流感染症が起こった場合には抜去を躊躇することによって重篤な感染にいたることがある

●Hickman／Broviacカテーテル

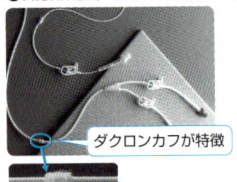

ダクロンカフが特徴

- ●ダクロンカフが皮下で線維性に癒合し，カテーテル出口での縫合固定がなくてもカテーテルは抜けなくなり，事故抜去を防止する
- ●ダクロンカフが皮下で線維性に癒合するには2～3週間を要するので，この期間は縫合糸で固定しておく
- ●体外部分が破損しても修理して継続使用することができる

中心静脈カテーテル〜長期留置用カテーテル

●HPN（在宅静脈栄養法）施行中の
クローン病症例（Broviacカテーテル挿入例）

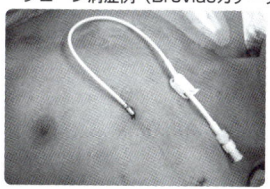

『ポートへの針刺し時の疼痛が耐えられない』という理由で本人がBroviacカテーテルを選択．長い皮下トンネルを作成し，自分で消毒やドレッシング貼付などの管理できる部位まで誘導している

●大腸癌化学療法のために留置されたポート

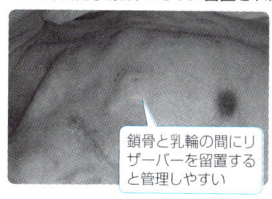

鎖骨と乳輪の間にリザーバーを留置すると管理しやすい

右橈側皮静脈切開により挿入したポート．鎖骨下穿刺の場合にはカテーテルの自然断裂が起こる可能性があるため，原則として橈側皮静脈切開法を選択することにしている．患者自身が針刺しを行う場合には，自分で目で見て処置ができる部位まで皮下トンネルで誘導してリザーバーを留置する

●ポートの皮膚感染，皮下ポケット感染

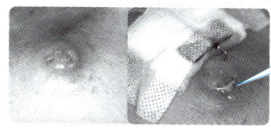

感染のために皮膚が壊死に陥り，リザーバー本体が露出している．リザーバーは摘出しなければならない

●ヒューバー針

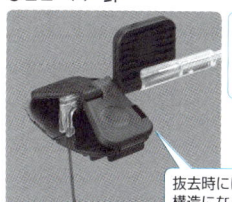

ポートに使用する針は，先端に特殊な加工がされているヒューバー針であるが，最近は，針刺し防止機構を備えたものも使用されるようになってきている

抜去時には翼部分内に針が収納されるような構造になっている

＊推奨度：Ⅰ＞Ⅱ＞Ⅲ，A＞B

中心静脈カテーテル～衛生管理のガイドライン

【1】中心静脈カテーテルの衛生管理

1. 中心静脈栄養法（total parenteral nutrition：TPN）の適応
   a) 栄養療法が必要な場合は可能な限り経腸栄養を用いる（ⅡA）
   b) 静脈栄養は経腸栄養または経口摂取が不可能または不十分な場合に用いる（ⅢA）
   c) 中心静脈栄養法は静脈栄養の長期化が予測される場合に用いる（ⅢA）
2. 中心静脈カテーテル選択の基準
   a) 必要最小限の内腔数のカテーテルを選択する（ⅠA）
   b) 長期使用が予想される患者では，長期留置用のカテーテルを選択（ⅡA）
3. 感染防止のためにはカテーテル挿入は鎖骨下静脈穿刺を第1選択（ⅡA）
4. 短期間の留置では皮下トンネルを作成する必要はない（ⅡA）
5. 定期的にカテーテルを入れ換える必要はない（ⅡA）
6. 中心静脈カテーテル挿入時は高度バリアプレコーション（清潔手袋，長い袖の滅菌ガウン，マスク，帽子と大きな清潔覆布）を行う（ⅠA）
7. 中心静脈カテーテル挿入に伴う抗菌薬の予防投与は行わない。（ⅡA）
8. カテーテル挿入時の消毒には，0.5％クロルヘキシジンアルコールまたは10％ポビドンヨードを用いる（ⅠA）
9. カテーテル挿入部皮膚の処置で用いる消毒薬としては，0.5％クロルヘキシジンアルコールまたは10％ポビドンヨードを用いる（ⅠA）
10. 穿刺に先立って局所の剃毛はしない。除毛が必要であれば，医療用電気クリッパーなどを用いる（ⅠA）
11. カテーテル挿入部の抗菌薬含有軟膏やポビドンヨードゲルの塗布
    a) 抗菌薬含有軟膏を使用しない（ⅡA）
    b) ポビドンヨードゲルを使用しない方が良い（ⅢB）
12. カテーテル挿入部の発赤，圧痛，汚染，ドレッシングのはがれなどを毎日観察する方が良い（ⅢB）
13. 滅菌されたパッド型ドレッシングまたはフィルム型ドレッシングを使用する（ⅠA）
14. ドレッシング交換は週1～2回，曜日を決めて定期的に行う（ⅢA）
15. 一体型輸液ラインを用いる方が良い（ⅢB）
16. ニードルレスシステムの感染防止効果は明らかでないことを理解して使用を決める（ⅡA）
17. 三方活栓
    a) 三方活栓は手術室やICU以外では輸液ラインに組み込まない（ⅡA）
    b) 三方活栓から側注する場合の活栓口の消毒には消毒用エタノールを使用（ⅡA）
18. 輸液ラインの管理
    a) 輸液ラインとカテーテルの接続部の消毒には消毒用エタノールを用いる（ⅡA）
    b) 輸液ラインは曜日を決めて週1～2回，定期的に交換する（ⅡB）
19. 脂肪乳剤の投与に使用する輸液ラインは投与開始後24時間以内に交換（ⅢA）
20. インラインフィルターを使用する（ⅢA）
21. 作り置きしたヘパリン生理食塩水によるカテーテルロックは行わない（ⅣA）
22. 輸液・薬剤とその調製法
    a) 高カロリー輸液製剤への薬剤の混合は，可能な限り薬剤師の管理下に無菌環境下で行う（ⅢA）
    b) 高カロリー輸液を投与するにあたっては，薬剤の数量および回路の接続数を最少化する（ⅢA）
    c) 糖電解質液とアミノ酸剤を混合する場合は，高カロリー輸液用キット製剤を使用する方が良い（ⅢB）
    d) スリーインワンバッグ製剤（アミノ酸，糖質，脂肪が一つのバッグに入ってい

中心・末梢静脈カテーテル〜衛生管理のガイドライン

るもの)では細菌が混入すると急速に増殖する.また,フィルターが使用できないため,微量元素製剤と高カロリー輸液用総合ビタミン剤以外は混注しない(ⅢA)

23. 薬剤の管理法
   a) スリーインワンバッグ製剤では完全閉鎖ルートとし,その製剤の輸液ルートからの側注は禁止する(ⅢA)
   b) 脂肪乳剤を含んだ製剤は,三方活栓にひび割れを生じさせることがあるので,接続部での液漏れや汚染を監視する(ⅡA)
   c) 高カロリー輸液にアルブミン製剤を加えない(ⅡA)
   d) 高カロリー輸液に脂肪乳剤を加えない(ⅢB)
   e) 高カロリー輸液製剤は混合時間を含め28時間以内に投与が完了するように計画する(ⅢA)
   f) 高カロリー輸液製剤を保存する必要がある場合には,無菌環境下で調製し,冷蔵庫保存をする(ⅢA)

24. カテーテル関連血流感染
   a) カテーテル関連血流感染が疑われる場合は血液培養を行う(ⅢA)
   b) 他に感染源が考えられない場合にはカテーテルを抜去する(ⅢA)
   c) カテーテル抜去時には血液培養とともにカテーテルの先端培養を行う(ⅢA)
   d) 真菌が原因である場合には真菌性眼内炎に留意して眼科的診察を行う(ⅢA)
   e) カテーテル関連血流感染防止に関する標準化された教育・研修を実施する方が良い(ⅢB)
   f) 全国的なサーベイランスを参考にし,自施設のカテーテル関連血流感染防止能力を客観的に評価する方が良い(ⅢB)

25. システムとしてのカテーテル管理
   a) 専門チームによるカテーテル管理を行う方が良い(ⅡB)
   b) ICUでは看護師－患者比を適正に保つ方が良い(ⅡB)

【2】末梢静脈カテーテルの衛生管理

1. 上肢の静脈を使用する方が良い(ⅢB)
2. カテーテルは,静脈炎予防のためには,可能な限り細径のものを使用する方が良い(ⅢB)
3. 静脈炎のリスクを減らすため,末梢静脈カテーテルは96時間以上留置しない方が良い(ⅢB)
4. 末梢静脈カテーテルの輸液ラインは,カテーテル入れ替え時に交換する方が良い(ⅢB)
5. カテーテルロックを行う場合は,作り置きしたヘパリン生理食塩水は使用しない(ⅢA)
6. 静脈炎の徴候(発赤,腫脹,疼痛)がある場合は,カテーテルを抜去する(ⅢA)
7. 静脈炎予防のためのステロイド剤,ヘパリン,血管拡張剤は,使用しない方が良い(ⅡB)
8. カテーテル刺入部は滅菌のドレッシングで被覆し,カテーテル入れ換え時に交換する方が良い(ⅢB)
9. アミノ酸加糖電解質製剤を投与する場合は,側注を避けるなどの厳密な衛生管理下においてのみ使用する(ⅢA)

●文献:医療機関における院内感染対策マニュアル作成のための手引き
http://www.nih-janis.jp/manuduction2/ver_5.0本文070904.pdf

2 — 胃瘻・腸瘻

ポイント!

* 胃や空腸に瘻孔を造設し，挿入したカテーテルを体外に誘導し，栄養剤を注入する方法である
* 患者の生活に適したカテーテルを選択すること
* 合併症なく適切なカテーテル管理を行うこと

〈術前管理〉

* 抗凝固薬は術前に一定期間休薬（出血予防）
* 術前に十分に口腔ケア

〈術後急性期管理〉

a. カテーテル管理……抜去・脱落 → 緊急度 A
対策はボタン型カテーテルでの造設，カテーテルの固定法の工夫，腹帯の使用，予防衣の着用など

b. 創部・瘻孔管理……創部感染 → 緊急度 B
瘻孔周囲の発赤，腫脹，熱感，疼痛などの有無をチェック

〈安定期管理〉

a. 瘻孔管理
安定期はガーゼ保護，消毒の必要なし，毎日，瘻孔周囲を清拭

b. スキンケア
瘻孔周囲をこまめに洗浄，清拭

c. 固定方法
カテーテルがくるくる回るか？ 1.5cm程度のゆとりがあるか？
（バンパー埋没症候群，外部バンパーによる皮膚の圧迫壊死予防）

d. 投与ルートのフラッシュ
栄養剤が内腔に残存すると細菌増殖を惹起したり，閉塞の原因に

e. 嘔吐，胃食道逆流
投与速度を下げる，投与体位をギャッチアップ30°もしくは座位

f. 下痢
投与速度の管理・変更，腸管の感染のチェック，栄養剤・投与容器・投与ルートの細菌汚染のチェック，栄養剤の半固形化

胃瘻・腸瘻〜挿入位置など

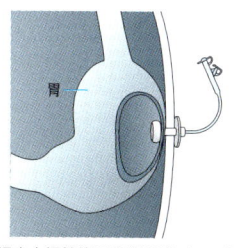

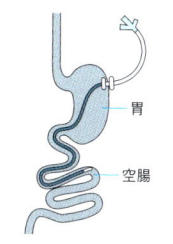

経皮内視鏡的胃瘻造設術（PEG）　　経胃瘻的空腸瘻（PEGJ）

① 挿入目的
  a. 経腸栄養の投与経路（ルート）
  b. 経鼻胃管抜去による口腔ケアと
     嚥下訓練の増進（栄養投与ルートの確保）
  〈おもに終末期患者対象として〉
  c. 消化管閉塞・狭窄患者に対する消化管の減圧
  d. 消化管閉塞・狭窄患者における経口摂取を可能とし摂取物
     のドレナージルートとして
② 挿入位置
  胃，空腸
③ 見逃せない変化
  〈術前管理〉
  □抗凝固薬の内服はないか？
  〈術後急性期管理（術後７日間）〉
  □カテーテル自己抜去
  〈安定期管理〉
  □瘻孔管理（瘻孔周囲の清拭）
  □スキンケア
     ・消化液や栄養剤の漏れにより皮膚炎を生じていないか？
  □固定がきつすぎないか？
     ・カテーテルがくるくる回るか？
     ・1.5cmほどのゆとりがあるか？
  □投与ルートの確実なフラッシュ
  □嘔吐・胃食道逆流の有無　□下痢の有無

●造設法

〈胃瘻〉
- 開腹手術
- 経皮内視鏡的胃瘻造設術
  (percutaneous endoscopic gastrostomy：PEG)

〈腸瘻〉
- 開腹手術
- 経胃瘻的空腸瘻〜PEGJ（PEGから上部空腸にチューブを進める）
- 経皮内視鏡的空腸瘻造設術
  (percutaneous endoscopic jejunostomy：PEJ)

＊PEGあるいはPEGJ，PEJなどの経内視鏡的操作による消化管瘻孔造設術は開腹手術に比べると短時間で容易に造設でき，侵襲が少ないことから，近年ではこの方法が選択されることが多い

●適 応

a．摂食・嚥下障害　　b．繰り返す誤嚥性肺炎
c．炎症性腸疾患
d．減圧治療：幽門狭窄・閉塞，上部小腸狭窄・閉塞

＊一般的に1カ月以上の生命予後が期待でき，胃瘻・腸瘻造設に耐えうる全身状態であり，4〜6週以上の経腸栄養が必要と考えられる場合には胃瘻・腸瘻の適応となる

●抜去の目安

- 必要エネルギー量の食事・水分を安定して経口摂取できる
- 造設後4カ月以上経過している場合には，瘻孔が完成していると考え，抜去してもよいと考える
- バンパー型の場合には，抜去時に瘻孔損傷し，腹膜炎を起こす可能性があるので注意する

●交 換

- PEGカテーテルは長期使用により劣化するため，定期的に交換．
- バルン型は1カ月に1回　　＊バンパー型は4〜6カ月に1回

＊交換後，カテーテルが確実に胃内留置されていることの確認は，内視鏡（または造影）で行う．これを怠ると誤挿入されている場合，腹腔内への栄養剤漏出による腹膜炎など重篤な合併症を引き起こす危険性がある[1]

●カテーテルの種類

〈外部固定具による分類〉
- ●ボタン型……邪魔にならず，自己抜去が少ない
- ●チューブ型……接続チューブを必要としない

〈内部固定具による分類〉
- ●バルン型……バルン水の自然漏出（リーク）予防のため，1週間に1回はバルン内の滅菌蒸留水を交換し，適切な量を注入
  *生理食塩水・造影剤は使用しない！！
  （成分が凝固し，抜水できなくなる危険性あり）
- ●バンパー型……耐久性に優れ，交換までの期間が長い

*カテーテルは長期間使用することが多いので，耐久性に優れ，閉塞を防ぐために内径の大きいものが適している

*安全のために可塑剤を使用していないもの，誤接続防止タイプのものを選択する

*膀胱留置カテーテルは先端が長く，突出しており，対側胃潰瘍形成の報告があるため，PEG用に長期にわたって使用すべきではない

*邪魔にならず自己抜去が少ないボタン型や耐久性に優れ交換までの期間が長いバルン型がよく用いられている[2]

ボタン型バルン　　　　　　　　チューブ型バルン

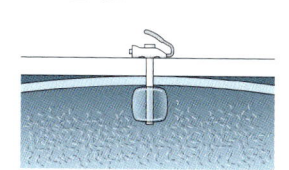

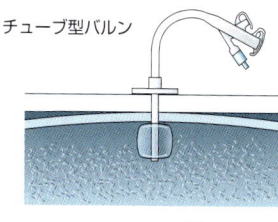

ボタン型バンパー 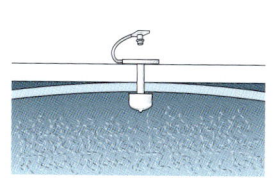　　　　　　　チューブ型バンパー

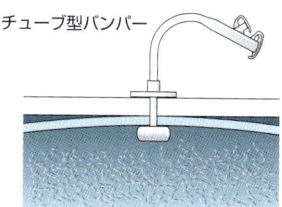

管理のポイント

①術前管理

- 抗凝固薬は術前に一定期間休薬する.

  理由）抗凝固薬を内服している場合には予想以上に出血する場合がある.

  *術前に内服薬をチェックし，確実に休薬するシステムを構築することが重要である.

- 術前に十分に口腔ケアを行う.

  理由）多くの場合，嚥下障害のある患者に長時間，内視鏡を臥位で行うため，誤嚥を起こす可能性がある[3]．

②術後急性期管理

a．カテーテル管理

- 造設時に胃壁固定を併用し，瘻孔が完成するまではカテーテルの自己抜去を絶対に防ぐ.

  理由）急性期にカテーテル抜去や脱落が生じた場合，腹腔内に消化管内容物が漏出し，腹膜炎を併発することがある.

  *自己抜去のリスクが高い患者に対しては術前から家族を含め対策を十分に検討する.

  *ボタン型カテーテルでの造設，カテーテルの固定法の工夫，腹帯の使用，予防衣の着用などを考慮すべきである[3]．

  *抜去・脱落が生じた場合には至急主治医に報告をして指示をもらう（緊急度A）.

b. **創部・瘻孔管理**
- 瘻孔周囲の発赤, 腫脹, 熱感, 疼痛などの感染兆候の有無をチェックする.
  - *原則として術後7日間は毎日創部をしっかり観察し, カテーテル圧迫の程度を含め, 適切な管理をすることが大事である.
  - *創部感染を認めた場合には, 直ちにドレナージを含め適切な処置を行う(緊急度B).

③ 安定期管理

a. **瘻孔管理**
- 安定期にはガーゼ保護, 消毒の必要はなく, 毎日きれいに瘻孔周囲を清拭する.
- 入浴時, PEG周囲を保護する必要はない.

*周囲に不良肉芽を生じたら……
  - →出血, 疼痛などがあり, 処置を要する場合
  - →感染兆候がないかぎり, まずはステロイド軟膏塗布
  - →つぎに, 硝酸銀処置を考慮.

b. **スキンケア**
- 瘻孔周囲をこまめに洗浄, 清拭する.

  理由) 瘻孔周囲の皮膚が消化液や栄養剤の漏れにより皮膚炎を生じる場合がある.

  *漏れの原因として, カテーテル逆流防止弁の破損, 消化管内容物や内圧の増加などが考えられる.
  →原因を究明し, 的確に対応する.

c. **固定方法**
- カテーテルはできるだけ腹壁に対して垂直に保持することが瘻孔，胃壁に負担をかけないために肝要．
- 安定期には特にトラブルがなければ胃瘻カテーテルは外部バンパーで固定されるため，特別な固定は必要としない．
- 皮膚との固定がきつすぎると内部バンパーが胃壁内に埋没してしまうバンパー埋没症候群，外部バンパーによる皮膚の圧迫壊死などを起こす可能性がある．

＊これを防ぐために，毎日，カテーテルがくるくる回ること，1.5cm程度のゆとりがあることを確認する．

d. **投与ルートのフラッシュ**
- 栄養投与ルートは，栄養剤が内腔に残存すると細菌増殖を惹起したり，閉塞の原因となるため，確実にフラッシュする．特に腸瘻カテーテルは，長く，内腔が狭いために閉塞しやすく，管理には注意が必要である．フラッシュは栄養剤投与前後に20mL程度の白湯を用い，50mLチップ型注射器で行うが，注入中に抵抗を感じた場合には，無理に操作を続けるとカテーテルが破損するおそれがあるため，無理な加圧は行わない[1]．

e. **嘔吐，胃食道逆流**
胃排出能の低下や高度の食道裂孔ヘルニアがある場合に起こりやすい．

＊対策としては，
　　☐投与速度を下げる
　　☐投与体位をギャッチアップ30°もしくは座位とする
　　☐胃内の減圧を行う
　　☐消化管運動機能改善薬を投与する
　　☐栄養剤の半固形化
　　☐経胃瘻的空腸栄養投与への変更—などが考えられる．

f. **下痢**

経腸栄養の成功の鍵は「下痢を起こさないこと」である．
＊対策としては，
　　☐投与速度の管理・変更
　　☐腸管の感染のチェック
　　☐栄養剤・投与容器・投与ルートの細菌汚染のチェック
　　☐栄養剤の半固形化—などが考えられる[4]．

● **減圧PEGについて**
・ドレナージを目的としているので，少なくとも20Fr.以上の，チューブ型で造設する．
・ボタン型は接続部が細く，逆流防止弁もついているため，ドレナージ不良の原因となるため推奨されていない．
・造設時には胃壁固定を必ず行い，固定糸は2週間以上抜糸しない．これは，腹腔内への胃内容物の漏れを少しでも防ぐためである．また，減圧PEGでは胃内容物や消化液のPEG周囲からの漏れが起こりやすく，これらが皮膚に付着すると容易に皮膚トラブルを起こし，患者に不快感を与えQOLに影響するため，事前に予防対策を行う[5]．

3 — 気管カニューレ

ポイント！

* 気管カニューレが確保しているのは気道（ABCのA；Airway），そして直ちに呼吸（ABCのB；Breathing）に影響が及ぶものと認識すること
* 患者さんの状態に応じ，適切なカニューレを選択すること

観察項目▶

〈パイプ〉

□気管内吸引時に吸引カテーテルが抵抗なく挿入されるか？
□吸引物の性状は
　・粘稠痰でないか？
　・多量に吸引されていないか？
　・血液様でないか？
　・食物残渣，経管栄養状でないか？

〈吸引ライン〉

□吸引物の性状は
　・血液様でないか？
　・食物残渣，経管栄養状でないか？

〈インジケーターカフ〉

□カフ圧は適正値か？（20～25mmHgか？）
　＊カフ圧計での計測を推奨

〈気管カニューレ挿入創部〉

□パイプ周囲からの喀痰漏出はないか？
□創部出血はないか？

〈呼吸音，胸部理学所見〉

□気道狭窄がないか？
□リーク音がないか？
□胸郭の挙上はしっかりみられるか？
□皮下気腫がないか？

気管カニューレ〜挿入目的など

① 挿入目的
  a. 上気道狭窄や顔面損傷に対し，口や鼻から挿管できない例への気道確保
  b. 嚥下障害者に対する予防・処置
  c. 気管支，肺などへの分泌物貯留に対する処置
  d. 人工呼吸器離脱困難例に対する呼吸不全の長期管理目的
② 挿入位置
  気管

●挿入期間と抜去の目安

原則として目的を改善しないことには永久に必要

抜去の条件とは，
① 人工呼吸器から離脱できていること
② 上気道狭窄・声門下狭窄が無く
③ 口や鼻からの気道確保ができていること

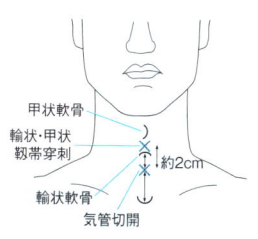

甲状軟骨
輪状・甲状靱帯穿刺
約2cm
輪状軟骨
気管切開

チェック！

カテーテルを皮膚に縫合する場合とバンドのみの固定の場合がある．
バンドのみの固定の場合，ゆるみに注意！

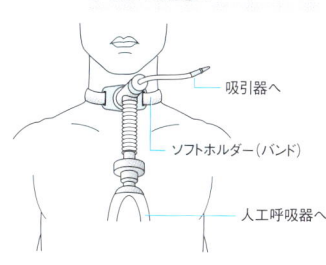

吸引器へ
ソフトホルダー（バンド）
人工呼吸器へ

気管カニューレ～挿入位置など

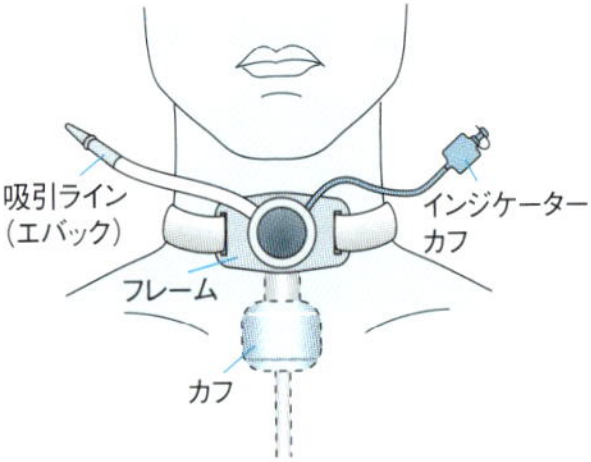

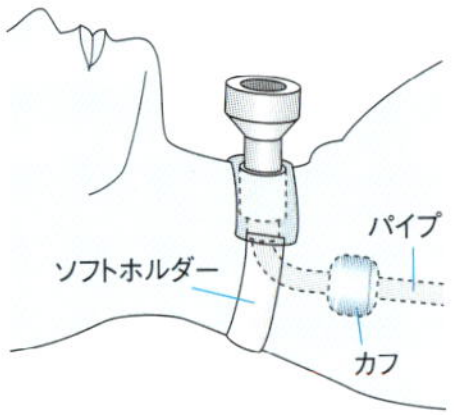

(図:吸引ライン(エバック)、インジケーターカフ、フレーム、カフ／ソフトホルダー、パイプ、カフ)

チェック!

〈吸引ライン〉
□排液(吸引物)の量・性状を観察
＊血液・食事内容などが吸引されていないか?

〈インジケーターカフ〉
□カフ圧は適正値か?
＊20～25mmHg

〈パイプ〉
□排液(吸引物)の量・性状を観察
＊粘稠痰・血液・食事内容などが吸引されていないか?

●起こりやすいトラブルと対処

特に人工呼吸器患者では気道が乾燥しやすく，粘稠痰により気道閉塞に陥る可能性あり←そのような患者さんには<u>適材適所での吸引，加湿，喀痰溶解薬の使用などを検討</u>

気管カニューレ〜カニューレの使い分け

a. カフの必要性……誤嚥のリスク高ければカフありを選択
b. スピーチタイプ……意識があり，発声可能の場合，選択
  （誤嚥のリスクが高い場合は推奨できない）
c. 二重管式…内腔が汚れやすく頻回に交換が必要な場合
d. ランツ付き…カフ圧を自動調節したい場合
  〜などの条件を組み合わせることにより選択する必要があり

●カニューレ使い分けの一例

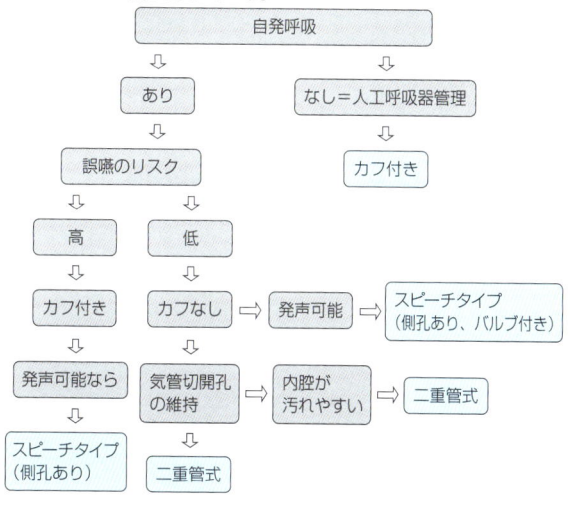

```
           自発呼吸
        ↙        ↘
      あり      なし＝人工呼吸器管理
       ↓              ↓
    誤嚥のリスク      カフ付き
    ↙     ↘
   高      低
   ↓      ↓
 カフ付き  カフなし ⇒ 発声可能 ⇒ スピーチタイプ
   ↓         ↓                    （側孔あり、バルブ付き）
 発声可能なら 気管切開孔 → 内腔が ⇒ 二重管式
   ↓         の維持      汚れやすい
 スピーチタイプ  ↓
 （側孔あり）  二重管式
```

●カニューレ交換の目安

・カフ付きカニューレは1回／週
・カフなしのカニューレ
  外筒は10日に1回，内筒は1日2〜3回の洗浄を行う

気管カニューレ〜トラブル対応

パイプから粘稠痰があふれてくる!

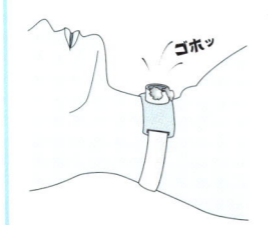

気道閉塞を起こす可能性あり!

1. 吸引
2. 加湿をして喀痰を出しやすくする
3. 喀痰溶解薬・ネブライザーの使用なども検討

特に人工呼吸器装着患者では気道が乾燥しやすく,粘稠痰により気道閉塞に陥る可能性あり←そのような患者さんには適材適所での吸引,加湿,喀痰溶解薬の使用等を検討

気管カニューレが抜けかかっている!

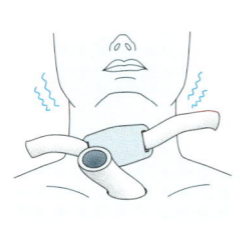

気道が確保できていない可能性あり!

1. 医師・人を呼ぶ
2. バッグバルブマスクなどの口式人工呼吸法が可能なものを準備する
3. 気管カニューレを抜去し,気管切開口を用手的に塞いでもらう
4. その後は医師の指示を仰ぐ

＊抜けかかっている気管カニューレをそのまま戻すことは異所への迷入につながるため,絶対行わないこと!!

気管カニューレ～トラブル対応

人工呼吸器のアラームが低圧で鳴る！

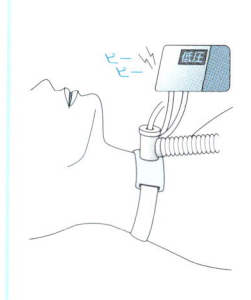

カフ漏れを起こし，十分な人工換気ができていない可能性あり！

1. カフ圧を確認し，低下していれば適正圧に調節する
2. 注入しても低圧が続けば，カフ破損の可能性あり，交換の準備
3. その際，即座に気管カニューレを抜くことはしない

人工呼吸器のアラームが高圧で鳴る！

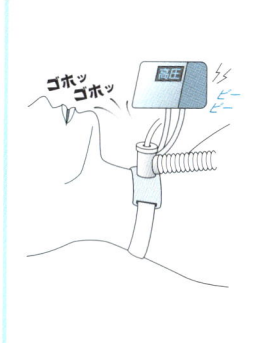

喀痰が多く気道閉塞を起こしている可能性あり！
↓
1. 吸引
2. 加湿をして喀痰を出しやすくする
3. 喀痰溶解薬・ネブライザーの使用等も検討

気管カニューレの迷入の可能性あり！

p.118上図参照

気管カニューレ～トラブル対応

胸郭の挙上がみられない！ 呼吸音が聴取されない！

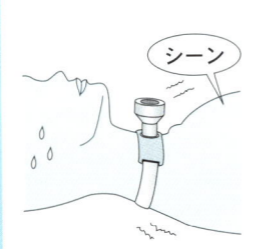

☐ 気管カニューレの迷入や，気道閉塞を起こしている可能性あり！

1 医師を呼び，交換が必要かどうかの判断をしてもらう

2 側溝付きの気管カニューレなら，バッグバルブマスクなどで口式人工呼吸を！

Do not!
直接，気管カニューレに繋いでの人工呼吸は行わない！！

気管内吸引により血液がひける！

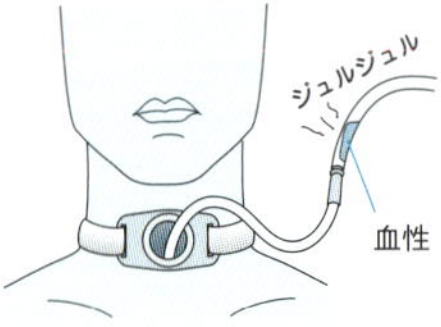

☐ 血液そのものや血液塊により気道閉塞をきたす可能性あり！

1 出血に対しては気管内吸引を行い，医師を呼び指示を仰ぐ

2 出血の場所により，電気メスなどで止血処置を行う可能性あり

気管カニューレ〜トラブル対応

吸引チューブがパイプ内に入っていかない！

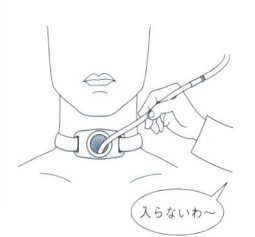

気管カニューレの迷入や，気道閉塞を起こしている可能性あり！

1. 医師を呼び，交換が必要かどうかの判断をしてもらう
2. 側溝付きの気管カニューレなら，バッグバルブマスクなどで口式人工呼吸を！

入らないわ〜

Do not!
直接，気管カニューレに繋いでの人工呼吸は行わない！！

頸部でリーク音が聞こえる！

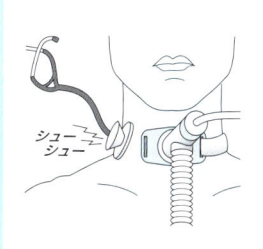

カフ漏れを起こし，十分な人工換気ができていない可能性あり！

1. カフ圧を確認し
2. 低下していればシリンジを用いて適正圧に調節する
3. 注入しても低圧が続けばカフ破損の可能性あり．交換の準備

シューシュー

Do not!
即座に抜くことはしない！！

2章

3 気管カニューレ

気管カニューレ〜トラブル対応

パイプ

- 気管内吸引時に吸引カテーテルが抵抗なく挿入されるか？
  挿入されない
  ↓
  気道閉塞？ **緊急度 A**

- 吸引物の性状・量は？

  粘稠痰 → 気道閉塞・無気肺をきたす可能性あり **緊急度 A**

  多量 → 肺炎・心不全などの発症の可能性 **緊急度 A**

  血液 → 気道閉塞の可能性あり **緊急度 A**

  食物残渣，経管栄養状 → 誤嚥？ カフリーク？ **緊急度 A**

吸引ライン

- 吸引物の性状は？

  食物残渣，経管栄養状 → 誤嚥？ カフリーク？ **緊急度 B**

  血液 → 鼻出血，上気道出血？ **緊急度 A**

インジケーターカフ

＊カフ圧計の使用を推奨

- カフ圧は適正値（20〜25mmHg）か？

  高値 → 粘膜壊死，気管狭窄，反回神経麻痺？ **緊急度 B**

  低値 → 換気不良，
  気管カニューレの事故抜去の可能性 **緊急度 A**

気管カニューレ〜トラブル対応

気管カニューレ挿入創部

- パイプ周囲からの喀痰漏出がないか？
    - ある ⟶ 創感染のリスク　緊急度 B

- 創部出血がないか？
    - ある ⟶ 下気道への流入，気道閉塞のリスク　緊急度 A

呼吸音，胸郭運動

- 気道狭窄音がないか？
    - ある ⟶ 気道閉塞のリスク　緊急度 A

- リーク音がないか？
    - ある ⟶ カフリークの可能性　緊急度 A

- 胸郭の挙上はしっかりみられるか？
    - ない ⟶ 気管カニューレ迷入，パイプ閉塞？　緊急度 A

4 ― 硬膜外カテーテル

ポイント!

* 留置部位および薬剤投与量を変えることにより，鎮痛の部位を限局させることができる

穿刺部の漏出・圧痛 → 緊急度 A
挿入部の発赤・圧痛 → 緊急度 A（発赤だけならB）
カテーテルの切断・損傷・事故抜去 → 緊急度 A
ガーゼ汚染 → 緊急度 B

オピオイドの副作用 ▶
呼吸抑制 下肢運動麻痺 → 緊急度 A
悪心嘔吐 低血圧 → 緊急度 B（下肢挙上しても改善しない低血圧は緊急度A）

* 鎮痛効果および副作用のチェック！
* カテーテルの事故抜去・切断，損傷が起こらないように注意！
* カテーテル留置部位の観察項目は，発赤，圧痛，目盛り！

固定図

- 径1mmほどの軟らかく細いチューブ
  → ねじれに要注意！

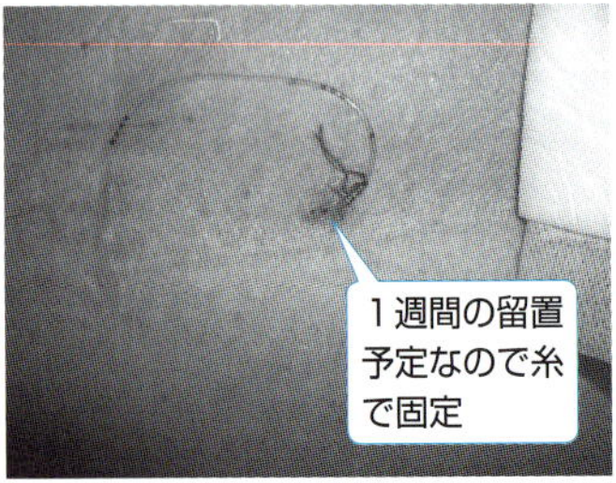

1週間の留置予定なので糸で固定

● 正常時のカテーテル留置部位（術後2日目）
・目盛りは11.5cm（先端からの距離を示す目盛りがついている）
・1週間の留置予定なので糸で固定されている

● 材質としては，ポリエチレン，ポリアミド，ナイロン，ポリウレタン，テフロン®などがある

硬膜外カテーテル～挿入位置など

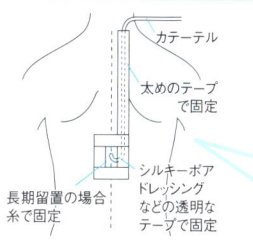

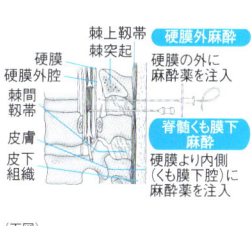

硬膜外カテーテル

① **挿入目的**
術後の疼痛管理
② **挿入位置**
硬膜外腔
③ **見逃せない変化**
発赤, 圧痛, カテーテルの挿入長(目盛りの位置), 薬液による副作用
〈緊急度A〉
□圧痛などの背部痛
□カテーテルの損傷, 切断・事故抜去
□呼吸回数の減少
□術後6時間以後の下肢運動麻痺
〈緊急度B〉
□ガーゼの汚染 → ガーゼ交換
□留置部位の出血

図中ラベル:
- カテーテル
- 太めのテープで固定
- シルキーポアドレッシングなどの透明なテープで固定
- 長期留置の場合糸で固定
- 棘上靱帯
- 棘突起
- 硬膜
- 硬膜外腔
- 棘間靱帯
- 皮膚
- 皮下組織

硬膜外麻酔: 硬膜の外に麻酔薬を注入
脊髄くも膜下麻酔: 硬膜より内側(くも膜下腔)に麻酔薬を注入

(下図)
NTT東日本関東病院手術部編著. OR NURSING NOTE. 改訂2版. 大阪, メディカ出版, 2008, 11. より引用

● **挿入期間と抜去の目安**
開腹, 開胸手術の場合, 術後5～7日程度

● **適 応**
＊下肢の手術, 開腹および開胸手術で禁忌がない患者

● **禁 忌**
＊血液凝固能に異常のある患者
＊穿刺部あるいは全身性の感染症のある患者
＊ショック状態の患者
＊承諾の得られない患者
＊穿刺時の体位保持が困難な患者

硬膜外カテーテル〜トラブル対応

ガーゼ汚染！

☐ 穿刺部の出血？　　☐ 穿刺部からの薬液の漏洩？

　　　　　　　　　　量が少ない場合　　量が多い場合

ひどい場合は　　　　ガーゼ交換で経過観察　　カテーテルが抜けかけ
ガーゼ交換が必要　　　　　　　　　　　　　　ている可能性あり

緊急度 B　　　　**緊急度 B**　　　　**緊急度 A**

● ガーゼ交換・観察の頻度，留置期間など
　＊術後2日目までの留置ではガーゼ交換は行わない
　＊術後2日以上留置する場合はカテーテルの留置部位の確認を行い，以後留置部位の確認を隔日で行う
　＊留置期間は原則的に1週間以内．それ以上の疼痛管理が必要な場合は静脈内PCAなどに切り替える

カテーテルの切断，損傷・事故抜去！

チューブが細いので目立ちにくく，　**緊急度 A**

カテーテルがベッドの柵などにひっかかることによって起こる

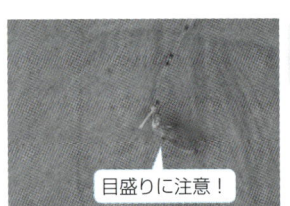

- 皮膚部分が6.5cmになっている！！
→抜けかけの可能性あり

・カテーテルは目盛り付き
・二本線目が先端から10cm
・通常，10cm前後挿入が一般的

目盛りに注意！

硬膜外カテーテル〜トラブル対応

挿入部位の発赤，圧痛！

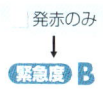

　発赤のみ　　　　　　　　発赤＋圧痛
　　　　　　　　　　　　　　　　　　　　緊急度 A
　緊急度 B
　　　　　　　　　　　カテーテルが体内で屈曲している？
　　　　　　　　　　　カテーテル感染による膿瘍形成？

●長期留置は危険！
　＊1週間以上留置した場合，感染のリスクが高くなる
　＊感染を起こした場合，髄膜炎や硬膜外膿瘍を起こす可能性がある

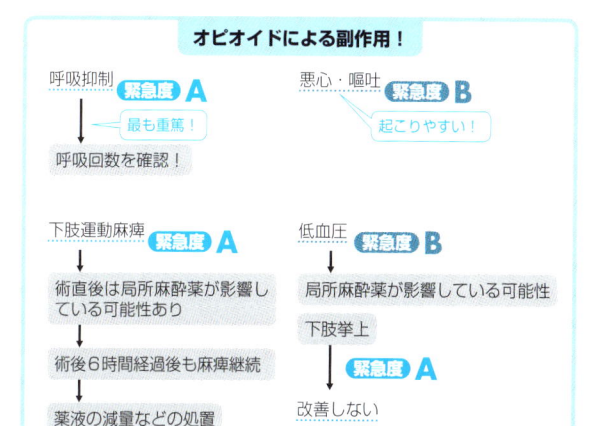

オピオイドによる副作用！

呼吸抑制 **緊急度 A**　　　　　悪心・嘔吐 **緊急度 B**
　↓　　最も重篤！　　　　　　　　　　起こりやすい！
呼吸回数を確認！

下肢運動麻痺 **緊急度 A**　　　低血圧 **緊急度 B**
　↓　　　　　　　　　　　　　　↓
術直後は局所麻酔薬が影響し　　局所麻酔薬が影響している可能性
ている可能性あり
　↓　　　　　　　　　　　　　下肢挙上
術後6時間経過後も麻痺継続　　　↓　**緊急度 A**
　↓
薬液の減量などの処置　　　　　改善しない

文献一覧

1章）-2 肝胆膵切除術後ドレーン

1) Petrowsky, H. et al. Evidence-based value of prophylactic drainage in gastrointestinal surgery- A systemic review and meta-analysis. Ann Surg. 240, 2004, 1074-85.
2) Conlon, KC. et al. Prospective randomized clinical traial of the value intraperitoneal drainage after pancreatic resection. Ann Surg. 234, 2001, 487-94.
3) Kawai, M. et al. Early removal of prophylactic drains reduces the risk of intra-abdominal Infections in patients with pancreatic head resection. Ann Surg. 244, 2006, 1-7.
4) 渡會伸治ほか. SIサーベイランスにおける肝胆膵手術の術式の細分化. 日本外科感染症学会誌. 2, 2005, 13-8.

2章）-1 血管留置カテーテル

1) 井上善文ほか. 末梢静脈輸液路における静脈炎発生に影響する因子についての検討. 外科治療. 82, 2000, 627-34.
2) Tighe, MJ. et al. Do heparin, hydrocortisone, and glyceryl tinitrate influence thrombophlebitis during full intravenous nutrition via a peripheral vein ?. JPEN. 19, 1995, 507-9.
3) 岩谷昭ほか. セラチア感染と輸液投与時の衛生管理. 新潟医会誌. 117, 2003, 469-78.
4) 井上善文ほか. 上腕からのエコーガイド下PICC挿入テクニック. 外科治療. 98, 2008, 101-6.
5) Raad, II. et al. Prevention of central venous catheter-related infections by using maximal sterile barrier precautions during insertion. Infect Control Hosp Epidemiol. 15, 1994, 231-8.
6) 井上善文ほか. 中心静脈カテーテルの皮膚挿入部管理におけるバイオパッチ使用の意義. 外科治療. 91, 2004, 755-60.
7) 井上善文ほか. 縫合固定不要の中心静脈カテーテル固定器具. シュアセキュアCVの使用経験. 臨床と研究. 82, 2005, 1059-63.
8) Sitges-Serra, A. et al. Catheter-repsis ; the clue is the hub. Surgery. 97, 1985, 355-7.
9) 井上善文. 0.2μm輸液フィルターの膜構造とCandida albicans 除去能に関する検討. 外科と代謝・栄養. 42, 2008, 11-8.
10) 井上善文. 在宅静脈栄養法. 早わかり静脈栄養（TPN）管理ノート. 東京, 照林社, 2006, 103-19.
11) 井上善文ほか. 完全皮下埋め込み式カテーテルの自然部分断裂をきたした1例. 外科と代謝・栄養. 23, 1989, 303-9.

2章）-2　胃瘻・腸瘻

1）児玉佳之ほか．"投与経路別栄養管理の実施PEG"．NST活動のための栄養療法データブック．東口髙志編．東京，中山書店，2008，162-5．
2）東口髙志編．NSTの運営と栄養療法．東京，医学芸術社，2006，111-5．
3）児玉佳之ほか．"PEGの合併症は？対策は？"．全科に必要な栄養管理Q&A．東口髙志編．東京，総合医学社，2008，110-1．
4）東口髙志．NST実践マニュアル．東京，医歯薬出版，2005，104-5．
5）児玉佳之ほか．緩和ケアにおける胃瘻造設と経腸栄養の実際．臨床栄養．113(5)，2008，628-33．

ドレーン・カテーテル管理 Nursing Note
—ドレーン・カテーテル管理看護手帳

2009年10月10日発行　第1版第1刷©
2015年6月25日発行　第1版第5刷

編　著	竹末　芳生
発行者	長谷川　素美
発行所	株式会社メディカ出版
	〒532-8588
	大阪市淀川区宮原3-4-30
	ニッセイ新大阪ビル16F
	http://www.medica.co.jp/
編集担当	井潤富美
装　幀	森本良成
本文イラスト	宇野千秋／ニガキ恵子
印刷・製本	株式会社NPCコーポレーション

本書の複製権・翻訳権・翻案権・上映権・譲渡権・公衆送信権（送信可能化権を含む）は、（株）メディカ出版が保有します。

ISBN978-4-8404-2952-8　　Printed and bound in Japan

当社出版物に関する各種お問い合わせ先（受付時間：平日9：00～17：00）
- 編集内容については、編集局　06-6398-5048
- ご注文・不良品（乱丁・落丁）については、お客様センター　0120-276-591
- 付属の CD-ROM、DVD、ダウンロードの動作不具合などについては、
  デジタル助っ人サービス　0120-276-592